僕の歯科医院が患者さんに圧倒的に支持される理由

―常識破りの顧客中心主義で急成長―

～途方もない借金に眠れない日々が続いた7年前～

眠れない夜が続いていました。

疲れ果て、ようやくウトウトしたと思っても、すぐに不安で目が覚めてしまう、睡眠時間3時間の毎日。

何のリスクも不安もないウキウキの勤務医生活を謳歌していたのに、ふと気がつけば、右も左もわからないまま、開業を決意して不安だらけの眠れない毎日を過ごす日々。

それは今からたったの7年前のこと。生まれてから、1度も借金などしたことがない僕が、7000万円なんていう途方もない額の借金を背負うことになったのです。

「借金ができたらそれで勝ちじゃないですか」

なんて言う人もいました。しかし、公務員の両親に、人から借りたものは絶対に返さなくちゃいけないと育てられた僕には、そんな度胸は微塵もありませんでした。

家族全員が開業に反対でした。両親からは「他にどこか一生勤務できるところはないのか」って言われました。

そんな親を強引に説得して、実家まで抵当に入れて開業資金を手に入れたのに、いざ開業が現実になって迫ってくると、患者さんが来なかったらどうしようと、毎日が不安で、心が押し潰されそうでした。

僕が返せなかったら、親が建てた家も取られ、住む場所さえなくなってしまう。頭の中は、最悪のイメージだけが渦巻いていました。

開業するための土地が見つからず、高校時代の友人に助けを求め、藁にもすがる思いで、当時名古屋にいたとても有名な人（とその友人は言っていました）に「オーラ」とやらを見てもらいに出掛けたこともありました。何か変なものが憑りついているんじゃないかと考えたのです。

御祓いにも行きました。当時はまだ恋人だった今の妻には、「鬱病じゃないの？」と心配される始末です。

最悪な時は、僕が死ぬしかない。死ねば生命保険で借金が払える。そうだ、死ねばいいんじゃん。そうすれば家族に迷惑をかけることはない。

当時の僕はそこまで追い詰められていました。

今、僕は家族にもスタッフにも恵まれ、充実した日々を送っています。最後には死ぬしかないと、眠れない夜を過ごしたのが、わずか7年前のことだとは、今では信じられない思いです。


ここに書いたのは、すべて自分の目と耳で経験し、足で探し、ない知恵を振り絞って拙い頭で考え出した我流の成功哲学です。開業に向けて、そして開業してから僕が経験したことを、良いことも悪いことも全部さらけ出しました。

あなたが道に迷い、遠回りをしそうになった時、決断が揺らぎそうになった時、この本が少しでも支えになれば、これ以上の幸せはありません。そして皆さんの将来の幸せのちょっとしたきっかけになれば、本当に嬉しく思います。

開業を目指す歯科医師の先生方、行き詰っている先生方、暗く閉鎖的な歯科業界を楽しく盛り上げていきましょう。

124 成功哲学　経営編

151 コラム

成功哲学　集患編

成功哲学　サービス編

まずは自己紹介

僕の歯科医院ができるまで

公務員夫婦の長男として生まれて歯科医へ

はじめまして。岐阜県岐阜市で「りお歯科クリニック」という歯科医院を開業している、折戸恵介と申します。

2008年3月31日、岐阜市は北島という場所で「りお歯科クリニック」は開業し、2年後の2010年7月に医療法人ハッピースマイルと、法人成りをいたしました。「りお歯科クリニック」という名前は、「Reliable and Impressive Organization」の頭文字の「R・I・O」を取ったものです。「信頼できて、感動的な組織」を作りたいという思いを込めて名付けました。

不安だらけでスタートした「りお歯科クリニック」でしたが、お蔭様で、開業7年目には、年間医業収入が3億円をちょっと超えるくらいにまで成長することができました。

今は、40歳にして初めての子供（男の子です）が生まれ、11歳年の離れた妻と、僕の母と4人で仲良く暮らしています。そしてこの本が出版されるちょっと後の2015年4月に女の子が生まれ、5人家族になる予定です。

誰にも経営学を教えられることもなく、暗闇の嵐の海を初めて漕ぎ出すように開業した僕が、どうやって年間3億円を売り上げる歯科医院を作り上げることができたのか。その手探りでつかんだノウハウをお話しする前に、僕がどういう環境で、どんな人生を歩んできた人間なのか。そのあたりを、少し知っていただこうと思います。

昭和47年6月19日。僕は、父も母も岐阜市の職員という公務員夫婦の長男として、岐阜県岐阜市の岐阜大学附属病院で生まれました。生まれも育ちも生粋の岐阜っ子です。

最初は、岐阜市正木にある岐阜市の職員住宅アパートに住んでいました。あの頃の記憶で鮮明に残っているのが、長良川が決壊して、岐阜の町に甚大な被害をもたらした『9・12』の大水害です。当時、僕はまだ3歳だったのですが、アパートの部屋が水に浸かるんじゃないかと大人が右往左往し、氾濫した川の水で溢れた街中を鵜飼の屋形船が往来していた不思議な光景を今でもはっきりと覚えています。そして、この大変な年に、愛すべき妹「綾子」が生まれました。僕は「お兄ちゃん」になったわけです。

父と母が共働きだったので、僕たちは、昼間、祖母と伯母の住む岐阜市鷺山のアパートに預けられていました。幼稚園には、その祖母のアパートから幼稚園バスに乗って通いました。僕が通った「はなぞの幼稚園」は今でも健在で、その幼稚園の制服を着た小さな患者さんが「りお歯科クリニック」に来てくれます。お母さんに連れられてくるかわいい後輩たちを見るたびに、「地元で歯科医院を開いてよかったな」と、本当に心から思います。

僕が、1年生から4年生までを過ごした小学校は「岐阜市立鷺山小学校」です。この時も両親が共働きだったので、小学校から祖母の待つアパートまで、毎日1キロほどの田んぼ道を通いました。子供の足ではけっこう遠いのですが、小川のカエルを捕まえたり、ザリガニを釣ったり、野イチゴを摘んで食べたり、もみがらの山に飛び込んだり、ビニールハウスに入り込んで暖まったり（すみません。叱られました）、小学生らしい小学生を満喫しました。忘れられない楽しい思い出です。

初めて転校を経験したのは、5年生の時です。両親が一軒家を建てたんです。アパート暮らしから一軒家への引っ越し。この時は胸が高鳴りました。その新しい家で、初めて自分の部屋がもらえた時の嬉しさといったら、もう格別でした。その上、一軒家には祖母の部屋もできたので、僕は大好きなおばあちゃんと一緒に暮らせるようになったんです。一軒家を建ててくれた両親に、どんなに感謝したことか分かりません。

引っ越しをした先で転入したのは「岐阜市立常盤小学校」です。そこで、僕はボーイスカウトに所属しながら、学習塾にも通い始めました。あの頃は、小学生で学習塾に通う生徒は珍しかったんですが、とりわけ学習塾が楽しくて、毎週必死にバスで通ったのを思い出します。

当時の塾は、宿題を忘れればビンタでしたし、テストの点が悪ければ参考書で頭を叩かれるというようなスパルタだったんです。でも、他校の優秀な友達がたくさんできたことが嬉しかったですし、自分の成績もグイグイ上がっていくことは、何よりも大きな喜びでした。お金をかけて、高度な教育を受けさせてくれた両親には、本当に感謝しています。ただ、僕は、決して扱いやすい「いい子」ではなかったと思います。先生の言うことはあまり聞かなかったですし、小学校の6年間で、通知簿の生活態度のところに、1回も「大変良い」をもらったことがなかったって、今でも家族に言われます。そういえば、「人の話を聞かない」とか、「椅子の上に立たないように」っていう先生からのコメントがありました。僕はあまり覚えてないんですけど、けっこうやんちゃな子供だったみたいです。

僕には、同じ岐阜市内で小児科医院を開業している伯父がいました。伯母も看護師をしていたので、学校が終わると、そこの4人の従兄弟と僕たち兄妹で、僕の家に帰ってくるんです。おばあちゃんが、僕たち6人の面倒を見てくれて、夜になるとそれぞれの家に帰るっていう生活を続けて、僕たちは、まるで6人兄妹のように育ちました。

夏休みになってもずっと6人一緒です。お昼になると、おばあちゃんが冷麦を作ってくれるんですが、それが毎日なんです。「そりゃあ、子供が6人もいたら毎日冷麦になりますよね」なんて今なら分かりますが、その時は「また冷麦かぁ」なんて文句を言いつつ、6人で賑やかに食べたのを覚えています。

そんなふうに、大家族のような子供時代を送ったので、周りに人が絶えない環境が大好きです。今もたくさんのスタッフが「りお歯科クリニック」にはいてくれますが、僕は今ではスタッフたちを家族のように思っていますし、もちろん、スタッフにもそれを伝えています。

「1日のうちで、家族よりも彼氏よりも長い時間を職場で一緒に過ごすので、そこが楽しくないと、人生がつまんないだろうし、そこで成長できなかったら、その時間はもったいないよね」なんていう話も、よくしています。

僕は自分のことを、スタッフみんなの親みたいに思っているんです。だから、彼氏ができたら見せてほしいですし、「先生、この人と結婚するんです」って紹介してくれたら、すごく嬉しいと思います。なので、僕の歯科医院に、若い男性の勤務医や研修医が来た時には、「遊び半分でうちのスタッフに手を出したら、ただじゃおかないからね」って、ちゃんと釘を刺しています（笑）。

小児科医の伯父は、お酒も飲まない、ギャンブルにも興味がない、仕事一筋の本当に真面目な人です。患者さんにいつも感謝されて、周りの人々から尊敬される、「赤ひげ」のような生粋の医者です。子供の時から、そんな伯父の姿を見ていたので、僕の中には、憧れのような気持ちがありました。

うちは両親とも公務員で、妹も県庁職員という本当に公務員一家なんですけど、伯父への尊敬と憧れから、小学生の頃から「僕も、将来は医者になりたいな」っていうぼんやりとした思いは持っていたと思います。それに、普通の公務員一家とお医者さんの家庭では、やっぱり生活のレベルが全然違うんですよね（笑）。

そういう医者の家庭に対してのうちの親の憧れというのもたぶんあったと思うので、それを叶えてあげたいなという気持ちも正直なところありました。

先にもお話ししたように、僕たちの時代は、学習塾に通うこと自体が珍しかったのですが、中学受験を目指していた僕は、「受験合宿」なるものも経験しました。よくニュースでやってますよね。僕も、お正月から頭にハチマキを巻いて、徹夜で勉強しました。今では、いい思い出です。

今でこそ当たり前のようですが、僕らの頃は私立の中学を受験する生徒は本当にまれで、うちの小学校からは、僕以外、1人も中学受験者はいませんでした。確か、歴代でも初めてだといわれたと思います。受験したのは、名古屋の有名校「東海中学」です。でも、結果は残念ながら不合格……。人生初めての大きな挫折でした。

でも、1つの目標に向かって、一心不乱に頑張ることを経験できたことは、決して無駄ではなかったと思います。確かに、その時はかなりへこたれましたが、今では、この貴重な体験が、それからの僕を強くしてくれたと感謝しているぐらいです。ただ、塾にも通わせてくれて、応援してくれた両親には、申し訳ないという思いで一杯でしたけど……。

中学受験に失敗した僕は、公立の「岐阜市立青山（せいざん）中学校」に入学しました。この「青山中学校」には、「鷺山小学校」と「常盤小学校」の生徒たちが集まって来ているんです。つまり僕は、学年のほぼ全員が顔見知り。そして、大半が友達という、なんとも幸せな中学生活を送ることができたんです。

クラブ活動はテニス部に入り、ここでも楽しい仲間ができました。学校生活では、2年生で生徒会を経験。3年生は、ずっと学級委員をさせてもらいました。組織をまとめることの大変さや、やりがいを知ったのもこの時期だったと思います。貴重な経験でした。

そして……、僕の中学時代に起きたもっとも大きな出来事。それは、祖母の死でした。

僕の今の「折戸」姓は、実は母方の旧姓なのです。正式には、僕は祖母縁組の養子として、「折戸」の姓を名乗ることになりました。母が女系家族だったので、祖母が「折戸」姓が途絶えてしまうのを心配して、そういうことになったのです。

しかし、祖母の死で「折戸」姓は、家で僕1人になってしまいました。

取り乱す母、泣き崩れる伯母たち……。初めて目にする異様な雰囲気の中、僕は「これが人が死ぬということなのか」と、生まれて初めて認識しました。しかも、中学生の僕が、喪主を務めることになったのです。

中学生が喪主になることに、親戚たちの反対もあったと聞いています。しかし、中学生の僕にも、「『折戸』姓として、跡を取れるのは自分しかいない」という自負がありました。

この時の経験は、祖母が僕に残してくれた最大の財産だと、今でも思っています。祖母には、本当に多くのことを教わりました。祖母に、今の僕の成長を見てもらえなかったことが、心残りでなりません。

今では、必ず年に2度、お墓参りに行って、祖母にいろいろなことを報告しています。

「おばあちゃん、大好きだよ。本当に本当に、いろいろありがとう。いつまでも天国から見ていてください。おばあちゃんの孫として、恥ずかしくないように頑張るから！」

今だから、やっと言えます……。

高校受験はすんなりと行き、祖母と母の希望でもあった、岐阜で1番歴史のある「岐阜県立岐阜高等学校」に入学できました。高校生活で大きかったことといえば、まず、一生を通して関わり続けるであろう親友たちに出会ったこと。柔道部に入って、有段者になったこと。そして、バンドに明け暮れたことでした。当時は「パンク」が流行っていた頃で、初めてギターを買ってもらった時の喜びは、今でもハッキリ覚えています。

冬休みや春休みには、友人たちとバスでスキー旅行に行ったりもしました。観光バスを貸し切って、1回20～30人のスキー旅行を、高校生の分際で主催したりしたんです。みんなでワイワイっていうのが、この頃も大好きだったんだと思います。今思えば、高校時代のこんな経験も、開業して院長になってから大いに役立っている気がします。

しかし、もちろん遊んでばかりいたわけではありません。通っていた僕が言うのもなんですが、名門「岐阜高校」です。周りの友人たちは本当に優秀で、ちょっと勉強しないとみるみる成績は下がって行きます。「校外に出れば優越感。校内に入れば劣等感」そんな落書きが校舎にありました。先輩たちは、上手く言ったもんだと思いました。


高校生活も半ばを過ぎる頃になると、いよいよ進路を考え始めます。「とりあえず大学に入ってから……」という人もいますが、僕の周囲には、その先の人生を見据えて大学を選ぶ友人がたくさんいました。

前にもお話ししたように、僕は、小さい頃から、岐阜市内で小児科医院を開業している伯父を見ていて、「僕も医者になるんだろうなぁ……」と、漠然と考えていました。そして、母もそれを望んでいました。

そんな僕の中の「医者になるんだろうな……」というぼんやりとした気持ちは、高校生活を進むうち、「医者になりたいなぁ……」となり、いつしか「よし、医学部を受験するぞ！」

っていう強い思いに変わっていきました。ようやく進路が、人生の目標が決まったのです。しかし、当時は「ベビーブーム」。今とは違い、大学受験者数は年々増加し、受験産業も拡大し続ける甘くない時代です。現役合格で「医学部」を目指した僕は、あえなく予備校生（浪人生）へと進路を変更せざるを得ませんでした。

予備校に通い始めても、最初は、「俺は受かるに決まっている！」と大いなる勘違いをし、国立の医学部を受け続けていました。その結果、恥ずかしながら2浪が決定。さすがにその時は焦りました。

親に頼んで、私立も受けさせてもらい、たまたま合格した「早稲田大学」にも籍を置かせてもらいました。しかし、やはり医学部の夢は諦めきれず、医学部受験を続けました。が、医者への道は遠く、結局、僕は「医者になることを諦める」という人生最大の挫折を経験したのです。そして、尊敬する伯父の勧めもあり、「歯学部」に進路を変更。自宅から通えることを条件に「愛知学院大学歯学部」と「朝日大学歯学部」を受験し、両校に合格。地元の「朝日大学歯学部」に入学することを決めました。

「医師」と「歯科医師」。資格は違えども、同じ医療の現場で、患者さんの幸せを追求する職業です。志に違いはないと考え直して、僕の一生の進路はここで決まりました。
しかし、「我一生涯歯科医師」として、決意するのは、まだまだ先の話です。

現金なもので、大学生になると、受験で背負った挫折感は日に日になくなっていきました。友人がたくさんできて、学生生活はとても楽しい充実したものになりました。僕は、生来、人とコミュニケーションを取ることが大好きなんだと思います。

僕は実家通いだったのですが、両親に高い学費を出してもらっていたため、大学在学中の生活費は全て自分で賄っていました。従って、ほぼ毎日がアルバイト生活です。

基本的には、週に5日ほど家庭教師をしていたのですが、夏休みや春休みなどの長期休暇には、さまざまなバイトもしました。

プールの監視員、ゴミ収集車に乗ってゴミの収集、道路工事、交通量調査、野球場の売り子……などなど、本当にいろいろな職種を体験させてもらいました。

母親が「学生時代に楽なアルバイトをするな」っていう人だったんです。「若い頃の苦労は買ってでもしておきなさい。人の嫌がること、キツイ仕事を率先してやりなさい」っていう教えだったので、僕もすすんでそういう仕事を選びました。

いや、それは嘘ですね。当時は本心では「苦労なんてしなけりゃしないに越したことはないはずだ」って思ってました。でも今になって、僕の考え方こそ間違っていたんだと痛感します。反抗したくなる時もありましたが、今では母の厳しさにとても感謝しています。

僕が通っていた、私立大学の歯学部の学生たちの多くは、みんな本物のお金持ちの子です。免許を取って初めて乗る車がベンツだとか、一人暮らしをしているのに6年間の学生生活で1回も自炊をしたことがないなんていう学生が大勢いました。

そんな中で、僕のように生活費をアルバイトで賄うっていう生活を続ける学生は、きっとちょっと変わった少数派の学生だったと思います。でも、「社会でお金を稼ぐことの大変さ」っていうことを学生のうちに教わって、本当に良かったなとむしろ今では感謝しています。

私立大学の歯学部の学生は医者や歯医者の2世の子が多かったりするので、ほとんどが生まれた時からの生粋のお金持ちの家の子です。だから、総じてみんな、とてもいい子なんです。嫌味も言わないし、威張るわけでもない。本当に育ちのいい子が多いのです。

たぶん何の苦労もなくこのまま生きていくんだろうなぁって思う子もいます。でも、性格的に「初代向きじゃないな」と思う学生が多いのも事実です。

親に守ってもらえているうちは良いのですが、学生時代にアルバイト経験もなく面接されたこともないのに、経営者になると面接をしなきゃいけないのは大変かなって思います。それに、何かで挫折した時に、それを跳ね返す力があるかどうか……。他人事ながら心配になってしまう友人もいます。

僕はいろいろやったアルバイトの中でも、特に印象深かったのが、岐阜の誇る「長良川鵜飼」の観覧船の船頭でした。本当にやってたんです。驚きですよね。

鵜飼の船頭は、船を竿と櫂で操船をします。観覧船も同じです。そしてその世界では、船の操船が上手い人が偉い。おじいちゃんでも、すごく上手な人がいるんですね。だから、下手な若造だと、最初は全然相手にもされませんでした。完全に「てやんでい、べらんめい」の職人世界です。

ずっと大学の中だけの友人と付き合っている学生たちもたくさんいました。でも、そういう学生のコミュニティを飛び出して、大学の中では絶対に知りあえない人たちや世界を知ることができた僕の大学時代は、すごく充実していたと思います。今でも、その時の船頭さんたちが、「りお歯科クリニック」に患者さんで来てくれています。

肝心の学業の方はどうかというと……まぁ、普通より少し上ぐらい、そこそこでした。でも、在学中には、どうしても猛勉強しなければならない時がやってきます。そう、国家試験です。歯学部を出てみたものの、歯科医師免許がなければ、「歯に詳しい、ただの人」なんですから。

僕の時は、ちょうど歯科医師国家試験が厳しくなり始めた頃で、国家試験のために最高にがむしゃらに勉強したと思います。僕の人生でも1番勉強した期間のような気がします。医学部を目指している時に、これぐらい頑張っていれば……って、思ったぐらいです。猛勉強の成果があってか、最終的には3000人ぐらいが受ける全国模試で20番位を続けて取ってたような覚えがあります。そして、紆余曲折ありながら、結果として僕は無事に国家試験に合格し、歯科医師になることができました。

大学入試の時の面接で「どうして歯学部を受験されたんですか?」って、質問をされた時、僕は、「医学部に行きたかったんですけど、滑り止めで受けました」って正直に答えました。ようやく歯学部に入った後も、「もう1回医学部を受けようかな」と思っていた時期もありました。

小さい頃から歯医者を目指していたわけでもない僕が、そんな感じで紆余曲折を繰り返しながら、大学を卒業し、ようやく歯科医師になることができたのです。

勤務医として最初に勤めた歯科医院は、滋賀県にある「医療法人 愛全会」でした。滋賀県内に4つの歯科医院を持ち、先輩ドクターが7人もいる、立派な医院です。

そこで僕は、初めての1人暮らしをしながら、社会人の厳しさを勉強しました。ホームシックにかかり、洗濯物を大量に抱えて、岐阜の実家に帰った日々もありました。

でも、仕事を続けるうち、日に日に歯科医師という職業が好きになり、患者さんと多くの信頼関係を持てるようになりました。そして、どんどん仕事が楽しくなっていきました。ただ、岐阜が大好きすぎて……。1年半後、お世話になったその歯科医院を退職させていただき、僕は、愛する家族のいる岐阜へと帰ってきました。

岐阜に戻った僕は、岐阜市にある「六条歯科クリニック」に勤務させていただきました。

そして、そこで僕の歯科医師としての生活が大きく変わり始めます。勤務医になって、1年半で院長代理に、2年で院長を任されることになったのです。

同期の勤務医たちに比べると少し年齢が上だったので、意識も違っていたんだと思うんですが、とにかく早く一人前になって、バリバリ仕事をしたいと必死でした。そのために、もちろん全力で勉強をしたし、トレーニングも重ねました。そんなことができたのも、僕は自分が思っていた以上に、歯科医師という仕事が好きになっていたからだと思います。

「六条歯科クリニック」は、新しい歯科医院で、当時は整形外科、皮膚科、歯科、内科、小児科の5科で開業するメディカルモールという形態でした。それを作ったのが、大きな繊維会社を経営されている方で、この人が理事長で、僕のボスでした。が、理事長は全体の医療モールの経営とか、繊維会社の社長業をやらなくてはいけないので、僕がこの歯科医院を任されて、切り盛りするっていう感じだったんです。

「立場が人を作る」じゃないですけど、責任を持たされて、医院を任せてもらえるようになると、俄然、仕事に対しての本気度が変わりました。

売り上げを上げて、強固な組織を作っていけば、上司に褒められて重宝がられるので、もちろん嬉しかったのですが、それ以上に、僕には自分の努力で医院の成果が上がっていくことが何より楽しかったんです。しかも、正式な経営者ではないので、大きなリスクを負うわけではなく、それでいて自由に思うように動ける権限を与えられていたという点も大いに魅力でした。

だから、この時は勤務医ではあっても、ある種、数字を把握して、経営にも関わらせてもらっていたという感じです。どうやって状態を良くするかということをいつも考えていました。普通の勤務医は、自分の売り上げとかしか興味がないと思いますが、僕はそこが少し違っていたと思います。

何年かたってからは、全体の売り上げがこれぐらいで、経費がこれぐらいかかってというような話の時も、僕も同席させてもらえるようになりました。それも嬉しかったです。

ただ、当時は、自分が開業するという意識はなかったので、とにかくここでどれだけ売り上げを上げられるかなという思いだけでやっていました。

当時は歩合給ではなく固定給だったのですが、そんなこととは関係なく、僕は、マックスでできることをやろうと考えていました。固定給でも、売り上げが上がっていくのは楽しかったですし、「よくやってくれたね」って言われるのも嬉しかったんです。だから、3年間、僕は給料の話はなんにもしませんでした。大切にしてもらっていましたし、僕ができることを精一杯することがその恩返しだと思っていましたので。

でも、3年たった時には、給料も自然に上げてもらえる感じになりました。

売り上げを上げていくには、患者数を増やすか、自費率を上げるかしかないので、当時は患者さんの数をもっと増やせるように、診療スピードを上げることや、スタッフをもっと動けるように教育していくことも段々と考えるようになりました。

勤務医でありながら、患者さんに満足して帰ってもらわないと新規の患者さんも増えない、という現実を、経営者のように実感することができたのは貴重な経験でした。

また、その頃僕は、広告戦略に興味があったんです。そこで、当時大人気だった『ホットペッパー』という雑誌にホワイトニングの広告を出したりしました。掲載費はけっこう高かったんですが、「自分の給料から出すので、売り上げがこれだけ上がったら、この分のバックをもらってもいいですか?」って上司に提案して、実現させました。

結果を言うと、これは、すごく上手く行きました。当時、そんな宣伝を出す歯科医院はいなかったんです。でも、予想外だったのは、岐阜の歯科医師会から電話がかかってきて、「そんな広告出すな」って、上司が怒られたことでした。残念ながら、広告の話はそれでなくなってしまったんですけど、矢面に立たずに「こういう方法で売り上げは上げられる」ということを勉強できたのは、すごくいい経験だったと思います。

そういえば、患者さんに向けての講演会も自分でスライドを作ってやり遂げたこともありました。元々、僕はそういうことが好きだったんだと思います。

勤務医当時、スタッフには、「仮に、僕が黒って言って、理事長が白って言ったら、みんなは白につかなきゃいけないいんだよ」っていう話をしていました。「僕がみんなを雇ってるわけじゃないし、みんなに給料を払ってるわけじゃないので、そこはき違えちゃダメだよ」って。

その上で、理事長には「僕が嫌われ役になるので、理事長はみんなを甘やかせておいてください」って伝えました。それで、たとえ僕が憎まれ役になっても、組織がきちっとまとまっていくようになれば、それはそれで上に評価されるので、問題はありません。

筋を曲げずに、上手くスタッフに自分の意志を伝えることができたので、それもすごくいい勉強になったと思います。

そんなふうに雇われ院長を続けながら、「開業してもあまり稼げない」っていう話ばかりを聞くようになると、僕は地盤があるわけでも家が裕福なわけでもなかったので、開業しない方がいいのかなと思うようになっていきました。

その頃には、僕の給料は売り上げの20％という歩合になっていたんです。月に600万売上げたら120万円っていう感じです。それだけの給料をもらっても、借金もないし、リスクもないわけです。ましてや、まだ独身だったので、誰に何を言われることもなくお金を自由に使えるので、「このままでいいんじゃないの」って思っていました。結婚する気も全然ありませんでした。

理事長と僕の関係も万全だし、このままずっと勤めていって、ゆくゆくはここを譲ってもらえたらノーリスクだなと、調子のいいことさえ思っていたんです。

ところが、理事長と僕との間にチャチャを入れてくるスタッフ（女性）がいたんです。魔女みたいな子で、僕にいい顔をしつつ、向うにもいい顔をするっていう感じで、理事長と僕との間がぎくしゃくし始めました。次第に、僕の立場が悪くなっていくのが分かりました。身に覚えのない誤解を解こうとする僕の弁解の上手をいく彼女の手際の良さに、気付かないうちに僕の居場所はなくなっていきました。

そんな毎日にさすがに僕も、「やっぱり自分の居場所は自分で作らなきゃいけないな」と考えるようになりました。そして、その時に初めて開業を決意したんです。

忘れもしない、2006年10月のことでした。


しかし、5年以上もお世話になった歯科医院です。絶対に跡を濁さずに辞めていかなくてはいけないと思いましたし、親からもそう言われました。

結局、「開業を考えているので退職させてください」と伝えてからも、1年半もの間、立場が悪くなった針のむしろに勤め続け、その間、資金を貯めながら、少しずつ開業に向けての準備を始めたんです。

もう本当に何にもお金を使わずに、お昼休みもおにぎりを食べながら、開業するための土地を探して回りました。そして、何とか開業できるギリギリの金額を貯めることができた僕は、ようやく開業への1歩を踏み出すことになったんです。

スタッフ教育や組織の管理、1人で医院を運営していく覚悟など、この「六条歯科クリニック」で経験させていただいたことは、その後の開業医人生においてためになることばかりでした。ここでの経験がなかったら、僕は決して今の「りお歯科クリニック」を作り上げることはできなかったと思います。本当に心から感謝することばかりです。

こういう経験と挫折を経て、僕は「りお歯科クリニック」を開業することになりました。ここからは、開業の準備、そして開業してからの歯科医院経営のノウハウについてのお話をすることに……。いや、ちょっと待ってください。もう1つ大事なことをお話しするのを忘れていました。最愛のパートナー、妻との結婚です。

独身時代、僕は、結婚する気がまったくなかったので、当時付き合っていた歯科衛生士の彼女（妻です）に、結婚の話を一切出すなって言ってました。「親に会ってとか言われると、一気に気持ちが冷めるから」って、ホントに偉そうなことばかり言ってたんです。今、考えると冷や汗ものです。そんな勝手なことを突きつけながら、妻と付き合ってる時は、デートはいつも開業用の土地探しでした。本当に酷い話ですよね。

それでも妻は、文句を言わずについてきてくれていました。が、開業準備に走り回っていたある時、「私、結婚しなかったら手伝わないからね」って言われたんです。

僕は、開業したら手伝わせるつもりでいたのですが、そんなことを突然言われて、初めて「確かに、自分の医院で彼女を働かせるわけにはいかないな」って思ったんです。奥さんじゃないと世間体も悪いなって（笑）。

でも、その頃の僕には、開業しても成功できる自信は、これっぽっちもありません。だから「開業資金がないから結婚式もできないし、新婚旅行にも行けない。もちろん婚約指輪も渡せない。開業したら、ご飯に醤油をかけて食べる生活になるかもしれない。もう海外旅行にも行けないだろうから、パスポートも必要なくなる。そんな生活になってもいいの？」って、正直な気持ちをぶつけました。そうしたら、彼女は「それでもいい」って言ってくれたんです。

結局、ささやかに結婚式はやりましたが、婚約指輪はなしです。もちろん新婚旅行にも行きませんでした。ですから、今、どれだけ旅行に連れて行っても、妻からは「私は新婚旅行に連れて行ってもらってない」って、ずっと言われ続けています。

結婚したのは12月、クリスマスイブだったのですが、彼女は彼女で働いていたので、翌年の3月末に開業するまでは別居婚で、週末だけうちの実家に泊まりに来るっていう生活を続けていました。

その妻とも「開業して、患者さんが1日20人来てくれるように早くなるといいね」っていう話をよくしていました。あの頃は、開業する喜びなんか微塵もなくて、こんな借金まみれで、ホントにどうやったら食べていけるだろうって、不安しかありませんでしたから。今ではこんな話も笑い話にできるのですが、妻がいなかったら、僕は本当に不安に押しつぶされていたかもしれません。

あの時、将来が見えず、不安だらけだった僕と結婚してくれて支えてくれた妻には、本当にいくら感謝しても足りません。なかなか、言葉に出しては言えないんですけどね……。

そんな感じで、僕の不安だらけの歯科医院開業は幕を開けたのです。

成功哲学

準備編

昨今、週刊誌などで時々話題になっているのでご存じの方も多いかもしれませんが、現在、歯科医の5人に1人は年収300万円以下のワーキングプアといわれています。新規開業の4件に1件が開業2年を待たずに廃業……、年間廃業数は300件と、歯科医師を取り巻く現実はますます厳しさを増しています。

勤務医時代、僕は開業をするつもりはありませんでした。当時、僕は雇われ院長という立場で1つの歯科医院を任され、スタッフ教育や診療の全権を与えられていました。

自分でいうのもなんですが、給料も勤務医としてはトップクラスの金額をいただいていたと思います。そして、独身、実家暮らし。若い独り者には十分すぎるお金。職場は上司のいない恵まれた環境。休みの日には完全に仕事から解放された時間を自由に満喫できる。しかも、開業医のようなリスクはない。なんて素敵な日々なんだと、我が人生を謳歌していました。

しかし、そんな生活が長く続くほど、社会は優しくありません。

考えてみてください。50歳や60歳になった、給料や責任や文句ばかり増えた動きの悪い歯科医師と、20代や30代の素直でバリバリ働ける歯科医師。経営者なら、どちらを雇うでしょうか。そんな、将来のことを考えればあまりにも明白な答えを、僕は考えたこともありませんでした。

そうです。多くの歯科医師は、開業するしか居場所はないのです。

しかし、開業する気などまったくなかった僕には、「将来のために貯蓄する」という一社会人としての大切な思考が欠如していました。妹には「キリギリスか」と罵られ、友人からは「あんなに給料もらって何しとったん?」と呆れられる始末です。当然、開業資金など持っているわけがありません。

まさしくゼロからのスタートでした。しかも、治療技術は教えてもらえても、歯科医院の経営学なんて誰も教えてくれません。右も左も分からない状況から、手探りでスタートした開業準備は、押し寄せる不安との闘い。とにかく必死にもがくしかありませんでした。「絶対に成功してやるぞ!」という強い意志を持っていたわけでもなく、「将来に目標を持って入念な準備をしていました!」ってわけでもないだらしのない僕が、厳しいといわれる歯科医業界で、どうやって年商3億円を超える歯科医院を創り出すことができたのか。まずは、僕が実際に経験し、いくつかの失敗を繰り返しながら手探りで見つけ出した、開業までの道のりをお話ししようと思います。

全国で2000番に入れば超勝ち組だ

現在、歯科医院の平均年商はおよそ4000万円です。1人で診療しているケースで、大体3～4割が収入として、院長の取り分は1200万円程度になります。月収にすると、約100万円。ここから税金が引かれる上に、開業した歯科医は借金の元本の返済が始まります。仮に、開業する時に8000万円の借金があり、月々50万円を20年間で返済するとしたら、その間は手取り20万円近い生活を続けることになるのです。せっかく歯科医師として開業したんだから、家も建てたい、車も欲しいし贅沢をしたいと思っても、現実はそうはいきません。

そんな中、歯科界で超勝ち組といわれる歯科医院があります。それが、年商1億円を超える歯科医院です。これは全体の約3％といわれています。全国に歯科医院の数は約6万8000件あるといわれているので、その数は実に、2000件。さて、この2000という数字を見て、あなたはどう思いましたか？「たったの2000件しかいないのか」と思ったか、「2000件もあるのか」と感じたか。ここで大きく道は分かれます。

考えてみてください。スポーツで金メダルを取るとか、プロ野球でドラフトされることに比べると、超勝ち組は全国に2000人もいるのです。そんなに難しいことじゃないですよね。諦める必要はありません。年商1億円の歯科医院は決して夢ではないのです。

「若い時には金を使え!」

開業する気がなかった勤務医時代の僕は、「将来のために貯蓄する」という社会人としての大切な思考がまったく欠如していました。5年近く勤務した結果、夜な夜な友人と飲み歩き、休日には女の子と遊び回り、美味しいものを好きなだけ食べ、旅行に行けば高級ホテルに泊まるという生活を続けた僕の預金通帳には、400万円ほどが残っていただけでした。いざ開業を考え始めた時、僕には資金がほとんどなかったのです。ですから、勤務していた医院に退職希望を伝えたあとも、少しでも開業資金を確保するために1年4か月にわたり、人間関係を掻き乱された針のむしろの職場に居続けなければなりませんでした。

でも僕はこのことを後悔していません。若い頃、僕の人生にとても大きな影響をくれた大先輩の先生に「若い時には金を使え！」と言われたことがありました。当時は、その本当の意味を考えることもなく、ただただその言葉を信じて実行していたのですが、今なら分かります。背伸びをした生活を続け、本当にお金を使う人たちの生活を垣間見ることで、おもてなしを大切にする感覚、本物のサービスとは何かを、自然と身につけていたのです。

それは、「りお歯科クリニック」を作る時、とても大きな武器になりました。開業資金では苦労をしたのは事実ですが、将来を見据えて自分に投資することもまた、成功するための哲学の1つだと思います。

経営成功の秘訣は
たったの2つ！

僕が考える歯科医院経営の成功の秘訣は、2つだけです。この2つが完璧なら、その歯科医院は必ず成功します。

1つは、「新規の患者さんにいかに来ていただくか」。そしてもう1つは、「1度来てくれた患者さんをいかにファンにするか」。そんなの当たり前だと思うかもしれません。しかし、この当たり前のことに成功の全てが集約されているのです。

新規の患者さんにいかに来ていただくか。そこでもっとも重要なのは「マーケティング」です。そして、1度来てくれた患者さんをいかにファンにするか。その最たるところが「マネージメント」です。

歯科医院のマーケティングの手法には「人目に触れる」「口コミ」「ホームページ」「内覧会」など、手法はたくさんあります。一方、マネージメントで重要なのは、歯医者はサービス業だと認識することです。治療は上手くて当たり前。大切なのは、患者さんが満足できる環境を提供できるかどうかです。患者さんの支払った対価以上のサービスを提供できれば、患者さんはファンになってくれますし、見合わなければ2度と来てはもらえません。

成功への2大秘訣『マーケティング』と『マネージメント』。

ではまず、開業準備に重要な意味を持つマーケティングの話から始めましょう。

まずは土地探し。
自分の足と目で
探しまわる！

テナント開業でも居抜き開業でもない場合、まず必要なのは土地。僕は土地を買う余裕なんてないので、借地開業にしようと最初に決めました。親の知り合いの不動産屋を紹介してもらって安心していたのですが、何日たっても連絡はありませんでした。不動産屋にとっては大金が動く土地売買が優先で、借地希望の小さなビジネスなんて後回しなんですね。「これは数撃たなきゃ当たらないぞ！」ってことにようやく気付いた僕は、休日はもちろん、勤務日も毎日、午前の診療が終わったら、おにぎりを持って車に飛び乗り、午後の診療までひたすら土地を探しまわりました。人が動く場所で開業したかったので、車のナビに歯科医院と不動産屋と学校とスーパーマーケットを入力して、この辺りが雰囲気いいなと思ったら、ナビの中にある近くの不動産屋に飛び込む。「ここ！」という土地を見つけるまでは決して妥協しないと誓い、毎日それを繰り返しました。半年たった頃、不動産屋の名刺が40枚を超えました。そして、ようやく今開業している土地と巡り合ったのです。

それまでにはいくつものドラマがありました。もう僕には開業地は見つからないんじゃないだろうかと、何度も周りに弱音を吐きました。でも、「僕に探し出されるのを待ってる土地が絶対あるはずだ！」と、毎日自分に言い聞かせていました。本当につらい毎日だったので、土地が決まった時には嬉しくて泣いてしまいました。

車通りの多い幹線道路沿いを狙う！

毎日毎日、不動産屋に片っ端から飛び込んで土地探しを続けた結果、分かったことが1つありました。いくら探しても、「俺様のために神様が用意してくれてるはずの最高でスペシャルな土地」っていうのは絶対に出てこないってことです。だって、そんな最高の条件を持った場所は、他の歯医者さん、あるいは別の企業がすでに押さえちゃってますから。

完璧を求めても無理だと知った僕は、いろいろと妥協を始めるしかありませんでした。そして、自分の中でこれだけは絶対に譲れないっていう条件を2つだけ決めたのです。

その1つは『車通りの多い幹線道路沿いにあること』。

目的は1つ。「いかに新規の患者さんに来ていただくか」です。そのために僕は、ここがいいなという場所があったら、車を止めて、10分間に何台の車が通るのかを、男・女・営業車にわけて数えることを始めました。営業車は患者さんにはならないので、特に女性の車の通りが多い場所を探しました。

目標は10分間に100台。そんな場所はなかなか見つからず苦労しましたが、今、「りお歯科クリニック」を開業している場所は、夕方になると片道だけで400台が通る中央分離帯のある幹線道路に面しています。中央分離帯がある道路は一方通行になるのでダメだと言われたのですが、自分を信じて勝負をかけたのが正解でした。

ランドマークが口コミを生みだす

僕が決めたもう1つの条件。それは『すぐ近くにランドマークがあること』。これも、いかに新規の患者さんに来ていただくかを考えた結果、こだわった条件です。ある場所に、ものすごく良い歯医者さんがあったとします。感激した患者さんは知り合いにこう伝えます。

「いい歯医者さんを見つけたんだよ。2丁目の角を左手に曲がってね。3本目だったかな？そこを右に曲がって200メートルぐらい先の白い四角い建物なんだけどね」

これ、次の日覚えてますか？ それよりも「○○銀行の斜め前の歯医者さんがいいのよ」って聞いたらどうですか？ 誰もが知っているランドマークが近くにあり、いつも通るような道路沿いで、頻繁に目にする素敵な建物。そこが良いと聞けば、記憶に残るのは間違いありません。これで、マーケティングで重要な「口コミ連鎖」のでき上がりです。

ちなみに、僕の歯科医院の前には、レンタルビデオのGEOさんがドンと構えています。斜め前には大きなドラッグストアのスギ薬局さん。ランドマークはたくさんあります。

医療施設は、下品になるからあんまり目立つ場所で開業してはいけない。僕らはそれが定説だと言われました。ですが、これだけ歯科医院が乱立している時代です。患者さんはわざわざ探してまで来てくれません。分かりやすい場所、目立つ場所に、目立つ建物をというのは歯科医院開業の必須条件です。

税理士は大切なパートナーだ

開業時、とにかくお金がなかった僕は、安くやってくれて誠実な人を選ぼうと、5人の税理士さんとお会いしました。税理士さんの中には、医療系に強い方も、あんまり医療系が得意じゃない方もいらっしゃいます。僕が決めた税理士さんは、医療系がメインというわけではありませんでした。不動産屋さんと話をするのも初めてだった僕は、税理士という業種の人とも縁があるはずはなく、そんな初歩的なことすら考えが及ばなかったのです。

しかし、その税理士さんは、右も左も分からない僕のために本当に親身になってくださいました。1年目は1日に患者さんが10人、2年目が15人、3年目が25人……というような事業計画を一緒に作り、銀行との話し合いの席にも同行してもらいました。地元密着の優しくて真面目な本当に信頼の置ける方でした。残念なことに若くして亡くなられたのですが、人柄の素晴らしい誠実な税理士さんだったので、精神的にも本当に助けられたのを覚えています。

税理士さんも、ある程度事務所の規模が大きくなると、卓抜なテクニックを持っていたり、税務署に対して顔が効くとか、いろいろ力のある方がおられると思います。労を惜しまず、いろんな税理士さんに話を聞いて、感覚の合う人を見つけ出してください。最初は、とにかくいろいろと親身になって相談に乗ってくれる人がいいと、僕は思います。

銀行には熱く語る！

銀行には、何よりもまずビジョンを話すべきです。

どんなに立派な開業プランを作ったところで、銀行からその資金を調達できなければ計画が全て崩れてしまうので、銀行の人の前で、こういう歯科医院を作りたいんだ、こういう気持ちで経営を考えているんだということを、僕は必死に熱く語りました。

親には開業の自己資金の3000万円のうち1000万円を援助してもらっただけでなく、借金の保証人になってくれることと、自宅も抵当に入れてくれるように頼みました。返せなかったらどうするんだ、住む場所がなくなるじゃないか、と言われましたが、「とにかく必死に頑張って返すから」と必死に説得して、何とか納得してもらいました。

親は関係ない。自分の力だけでやります、というのは、かっこいいようですが、たぶん、銀行には良くは思われないと思います。僕は、「親もみんなでこの事業に必死になっています」ということを伝えたかったので、その話を銀行にもしました。銀行は、親も説得できなければ、たぶん患者さんも説得できないと間違いなく見るのです。

理論立てて事業計画を語ることももちろん大切です。しかし、ここでこういう医院を僕は創りたいんだ！　という熱い思いを語ることはもっと大切なんです。熱い思いを銀行にぶつけてください。そして、その思いをぜひ実現させてください。

イメージするのは美容院

新規の患者さんを増やすには、女性の患者さんを増やすことが大切です。なぜなら、一般的に歯科医院には女性の患者さんの方が多いからです。そして、女性は、口の重い男性と違って「口コミ」を生んでくれます。しかも、「この歯医者さんはいい」と感じたら、旦那さんや子供たち、おじいちゃんやおばあちゃん、近所の人たちも連れてきてくれます。

女性をターゲットにしているお店として、真っ先に思い浮かぶのは美容院です。

美容院（床屋さんでもいいですが）を選ぶ時、ほとんどの男性は「近いから」という理由で店を選びます。ところが、「近いから」なんていうだけで美容院を選ぶ女性はまずいません。「料金が手ごろ」「お店の雰囲気が好き」「美容師さんと相性が合う」などの理由が上位を占めます。女性客をつかむには、「近いから」だけではない女性の心の扉を叩く要素が不可欠なんです。

だから、暗くて、無機質な従来の歯科医院をイメージしていてはダメです。開業するなら、オシャレで、明るくて、雰囲気のいい、人気のある美容院のような歯科医院を目指してください。

特に男性の歯科医師のみなさん。女性患者さんの心をつかむために、開業準備に入る前には「歯科医院は美容院だと思え」という鉄則を頭に入れておくことをお勧めします。

コンセプトは、歯科医院っぽくない歯科医院

資金の目途がつき、土地が決まれば、次はいよいよ建物です。

歯科医院っていうと、誰もが「行きたくないよね」っていう話をしますよね。だったら、歯科医院っぽくない建物にしよう。それが、僕の最初の発想でした。

「え～！　ここ歯医者なの？」っていう驚きが、「今までの歯医者と違うのかな？　行ってみようかな」っていう心の変化のきっかけになるんです。ましてや、そこが「良いよ！」って評判になれば、さらに敷居は低くなります。

僕は建物のデザインを考えるにあたって、1軒たりとも歯科医院の建物を参考にしませんでした。歯科医院を見学に行くと、どうしても歯科医院っぽくなってしまうと思ったんです。その代わり、ホテルとか美容院とかレストランとか、かっこいいと思った建物の写真をいっぱい撮ってきて、設計士さんに「こんな感じでお願いします」とお話ししました。

そして、僕がお願いした設計事務所さんは、今までに歯科医院を建てたことのないところでした。歯科医院は独特の建て方をするので、経験があるところの方が安心なのですが、僕はとにかく歯科医院っぽくない建物にすることにこだわりました。賭けに出たのです。

写真を見ていただければ分かると思います。今までいわれてきた常識を覆して勝負した結果、当時は見たことのないようなオシャレな歯科医院が誕生しました。

限られた予算で理想の建物をたてる

事業計画を作った時点で、僕の開業費の概算は、建物4000万円・医療器具3000万円・開業資金1000万円・運転資金1000万円というものでした。

4000万円で、歯科医院には見えないオシャレな建物を作らなければならないのです。駐車場を含めた外構も、カウンターなどのオーダー家具を含めた内装も、さらに設計料も含めて4000万円。これは非常に厳しい数字です。

僕は複数の設計士さんにプレゼンをお願いすることにしました。なんと、その数9名！さすがにこれほど多くの設計士さんに設計をお願いする人はいないと思います。実に面白いコンペになりました。外から見えない閉鎖的な造り、無機質な蛍光灯や暗めの電飾、停めにくい駐車場、重いスリガラスの扉……という従来の歯科医院にだけはしない。あらかじめそういうこちらの意図を伝えた上で、正式に決まるまでは設計料を1円もお支払いできませんが、それでよければご提案をお願いしますと、設計士さんに伝えたのです。

そこから3社に絞り、最終的に1社に決めたのですが、設計士さんによって視点も違いますし、デザインも大きく異なります。9件分のアイデアの長所をいただくことで、結果的には4000万円の予算をオーバーしましたが、これまでの歯科医院のイメージとは真逆の建物が完成しました。

アンケートはヒントの宝庫だ！

「り」お歯科クリニック」の『歯科クリニック』というのは、開業前に取ったアンケートで決めました。妹の職場の人たちや、友人の働いている会社の人など、500人以上に、「デンタルクリニックがいいか、歯科クリニックがいいか」というアンケートに答えてもらったのです。その結果、「デンタルクリニックだとピンとこない」という高齢の方が思いのほか多かったので、古い世代の患者さんにも分かりやすい名前にしようと決めました。実際、『デンタルクリニック』で開業している医院が、看板の『デンタルクリニック』の横に『歯科』と書き足しているのを見た時は「だよね〜」と声をあげそうになりました。

他にも、「土足がいいか、土足じゃない方がいいか」「個室か個室じゃない方がいいか」「白衣がいいか、白衣じゃない方がいいか」など、たくさんのアンケートを取りました。「土足にするか、スリッパを置くか」では、「冬はブーツが多いから」「誰が履いたかわからないスリッパは履きたくない」という多くの女性の意見から土足に決定。待合室は絨毯なので、土足だと汚れるんじゃないかと心配したのですが、取りこし苦労でした。

開業前のアンケートは、「患者さんの視線に立った病院を作る」という僕の強い思いから生まれたアイデアです。そこには、医療従事者側からは見えない、思いがけない素敵な答えがたくさん詰まっています。お勧めです。

受付はローカウンターに！

歯科医院に限らず、病院の受付は立って行うというのがほとんどです。

でも、立ったままだと、カバンの置き場所にも困ります。初診で来た時には、問診票を渡されて、待合室でお書きくださいって言われます。「書き終わったら持って来てちょうだい。分からなかったらここまで聞きに来いよ」っていう感じですよね。

これって違うと思いませんか？　患者さんは、医院にとっては大切なお客さまなんです。歯科医院もサービス業である以上、患者さん側の目線に立つことが大前提です。ローカウンターにすると、受付の中が丸見えになってしまう。物が置けない。スタッフがやりにくい。なんて話を耳にします。だけどそんなのは日頃から片付けていれば済むことでしょう。

だから、僕の歯科医院の受付はローカウンターにしています。ローカウンターだと、問診票もそこで書いてもらっているので、すぐにお話ができます。治療費も患者さんを立たせたまま支払ってもらうなんて横着なことしないで、座って支払っていただいた方が僕は気持ちがいいと思います。

たかが受付のカウンターです。でも、その歯科医院がいかに患者さんの立場になって考えているか。受付カウンター1つをとっても、その考え方がはっきり見えてくると思います。

常識にとらわれない内装が医院の空気を決める！

従来の歯科医院っぽくない歯科医院を作りたい。このこだわりは、建物の外観だけでなく内装にも反映しています。例えばソファーです。病院のソファーって硬い直角っぽいのが多いのですが、あの冷たい感じが嫌で、一般の家具屋さんに行って、ちょっとオシャレな感じのゆったり座れるソファーを選びました。今のソファーの色は黒です。そして差し色で一部に赤のソファーとハイチェアを置きました。赤というのは医療機関では嫌われる色だと聞きました。理由は血の色を連想するから、なんですって。そんなの連想しますか？　むしろ他の医院が嫌ってやっていないなら、それこそ歯科医院っぽくなくなるんじゃないかなって。実際、色のことでそんなクレームを入れる患者さんはいません。むしろ、赤いインテリアが他の歯科医院にはない温かみのある空間を作ってくれています。

待合室の真ん中には中庭を作りました。メインで使うスペースに中庭なんてもったいないと言われたのですが、お正月は鏡餅、3月はお雛様、5月は鎧兜、ハロウィンだったり、クリスマスツリーだったりっていう具合に飾りつけをして、患者さんに季節を感じていただけるように工夫しました。確かに効率は悪いかもしれません。でも、少しでも患者さんに気持ちよく過ごしてほしいのです。固定観念を捨てて、患者さんの気持ちに軸足をシフトしてみてください。患者さんは必ず心を開き、こちらの想いに寄り添ってきてくれます。

駐車場は第2の店舗だ!

僕の歯科医院がある岐阜は車社会なので、駐車場はとても重要です。だから駐車場は第2の店舗という感覚で、前面に広い駐車場を構える設計にしてほしいって、設計士さんにはお願いしました。でも、設計士さんの多くは自分の作品である建物を前に出してくるんです。「マクドナルドの駐車場はほとんど裏にあります」って言われましたが、歯科医院はマクドナルドじゃない、とにかく前面に駐車場を見せてくださいって話をして、全部書き直してもらいました。しかも、設計士さんによっては、線の引き方で13台ぐらいの駐車スペースが取れますみたいなことを言われたので、「台数は停められなくてもいいので、1台のスペースを広くしてください」というお願いもしなくてはなりませんでした。

前にも書きましたが、歯科医院は女性の患者さんが多いので、できるだけ停めやすい駐車場にしたかったんです。それに、高級車に乗った患者さんが来られた時、隣にギリギリに車が停まっていると嫌じゃないですか。だから、一般的な駐車場で2.4〜2.5メートルという駐車幅のところ、僕の歯科医院の駐車場は2.9メートルの幅を取っています。他にも、囲いを減らして出入りをしやすくしたり、バックをしなくても駐車できるスペースを作ったりもしました。どんなに素敵な建物を作っても、駐車場が狭くて停めにくかったら患者さんの好印象は吹き飛んでしまいます。たかが駐車場。されど駐車場なのです。

野立ての看板なんかいらない

新規の患者さんに来てもらうために、「人目に触れる」というのは大切な手法です。でも、効果が期待できないNGな方法というのもあります。例えばよく道路脇なんかに立っているお店や病院の名前を書いた看板を見かけますよね。ある場所に歯科医院の看板が出ていたとします。僕たちは歯科医師なので、同業者の他の歯科医院の看板でも目に付きます。ですが、その歯科医院の看板の隣に何の看板があったか、覚えているでしょうか。

ほとんど記憶に残っていないと思います。それが、普通の人の感覚なんです。しかも、そこにある情報は医院の名前と住所、電話番号ぐらいのものしかありません。

たくさん出せば、少しは効果があるかもしれませんが、野立ての看板は費用対効果を考えると、とてもお勧めはできません。

そんなところにお金をかけるぐらいなら、医院の院前看板に投資した方が効果的です。僕の歯科医院も、最初はお金がなかったので、夜、外から明かりを当てて見えるタイプの看板にしたのですが、のちに、埋め込んでもらって光が出るものに変えてサイズを大きくしたところ、ガラッと印象が変わり、よりオシャレな感じになりました。

少ない投資で、より効果的な方法を選ぶ。それがマーケティングの鉄則。看板も1つのヒントです。頭を使って、独自のアイデアを生み出してください。

ホームページは生きたものに！

開業前、僕は歯科医師会のある先生からこう言われました。

「ホームページだ、広告だって気張ってみたところで、患者さんは集まらないよ。結局は口コミなんだよ。分かる? 口コミ!」。その時僕は、「そんなこと分かってるよ」って思いながら、「そうですよね～。勉強になります」って答えておきました(笑)。でも、この先生がおっしゃってること、実は大正解なんです。確かに「口コミ」は歯科医院の集患ではとても大切なことです。この口コミを生んでもらえるような作戦をたくさん考えなければいけないのですが、それと同様にホームページも疎かにしてはいけません。

僕はホームページを開業の半年ぐらい前から作りました。作るならとにかく早い方がいいと思います。何を書いたらいいか分からないかもしれませんが、内容なんて最初は自分の思いだけでもいいんです。でも、業者さんにまるまる作ってもらうんじゃなくて、僕はこういう医院を作りたい、こういう思いでこの歯科医院創っていきます、という意気込みを自分の言葉で書くことが大切です。

僕の歯科医院のホームページは今も変貌を続けています。コンテンツが増えるとかページが増えるというのは、ホームページの王道。作りっぱなしのホームページではいけません。医院の息遣いが伝わるような生きたホームページにすることを心がけてください。

内覧会には、思い切って開業資金を投入!

僕が開業する時、事業計画で1000万円と見積もった開業資金が、1300万円に膨れてしまい、1000万円の追加融資をしてもらうという予定外のことが起きました。結果的に、借地のくせに、トータル資金1億円での開業となったのです。高いですよね〜。それまで生きてきた人生の中で、借金なんてしたことのなかった僕が、この大きな借金のせいで不安で不安で夜も眠れなくなったのもこの頃でした。

では、なぜ開業資金に1300万円も必要になってしまったのでしょうか。

理由は、ズバリ、内覧会です。開業する前の病院に、これから患者さんになってくれるかもしれない人たちを招待して医院内を見てもらうのです。その内覧会開催当日の費用と内覧会の宣伝広告費に資金を投入したために、膨らんでしまったのです。

とにかくいろんな人に内覧会のことを知ってもらいたかったので、新聞の折り込み広告を2回にわたり10万部配布しました。地元のフリーペーパーにも有料の地域雑誌にも広告を掲載。他にも、新聞紙面広告、ポスティング、ホームページと考えられる広告媒体をふんだんに使いました。手本があったわけじゃありません。僕はここでもそれまで言われていた定石をくつがえし、内覧会に開業資金を大量に投入するという思い切った賭けに出たのです。その内覧会がどんな画期的な効果を生み出したか。それを次にお話しします。

内覧会の成功が ロケットスタートを 生む

2日間の内覧会で訪れてくれた方は1500人。そして、その2日間で、開業前の予約がなんと148人も入ったのです。「こんなに借金して返せるのか？」って、不安で不安でげっそりしていた僕の頭の中が、「おいっ！ こんな新米スタッフたちで診療が回せるのか？」っていう嬉しい悲鳴に変わった瞬間です。

さすがに、1500人も来てくれた内覧会は、忙しくててんてこ舞いでした。しかし、2日間を終えて、ホッとして予約の人数を見た時、妻と2人で泣きそうになったのを今でも覚えています。

内覧会の効果の大きさは、これだけで終わりませんでした。それ以降も内覧会に来てくださった方からどんどん予約が入り、開業初日から来院患者数は20人を切ることなく増え続け、なんと開業初月のレセプト枚数は420枚になりました。初診、420人ってことです。もう、どうやって診療したのか思い出せません（笑）。

当然、運転資金は減るはずもなく、開業3か月後には手つかずの運転資金を含め、2000万円を返済していました。超のつくほどのロケットスタートです。その加速成功の大部分の要素が内覧会にあったといっても過言ではありません。

では、なぜ内覧会がそれほど重要な意味を持つのでしょうか。

内覧会は、唯一無二の
ビックチャンスだ

普段の診療の日々と、内覧会の1日との決定的な違いってわかりますか？『患者さんじゃない人に院内を見てもらえる、最初にして最大の機会』ってことなんです。

新しい医療機器を導入しました。こんな素敵な材料を使うことになりました。うちって相差顕微鏡を使ってるんです。ちゃんとTCがいてカウンセリングもしてますよ。ほら、レーザーもある。CTもある。ダイアグノだって、オペ室だってある……って、診療の最中に言っても、伝わるのは、その時に通ってくださっている患者さんだけです。それに対して、患者さんじゃない人、これから患者さんになってくださる可能性のある人たちに、たくさん僕の歯科医院のいいところをアピールできる唯一の機会が内覧会なんです。

内覧会に訪れた1500人の『まだ患者さんではない人たち』が、「いいな」って思ってくれたら、「あそこの歯科医院、すごくいいよ」って、1500人の方が口コミを広げてくれるんです。これこそ、加速成功の大きな要因だと僕は思います。

小さく開業して儲かってからいい機械にしていくっていう先生がいらっしゃいます。でも、あとでいい機械を入れても、その時に通っている患者さんにしかアピールできません。だったら最初から思い切って投資して、内覧会で多くの人に見てもらうんです。同じ機械を入れても、その方が患者さんのためですし、医院にとってもはるかに効果があります。

最初にして最大のお祭りは、派手に！

当時は、開業する医院は絶対に内覧会をするっていう風潮でもありませんでした。でも僕は、「せっかく思いの詰まった病院を作ったので、1人でも多くの人に見てもらいたい」という思いでいっぱいでした。だから、内覧会はとにかく派手にすることにしたんです。最初にして最大のお祭りです。お祭りは大きな方が楽しいじゃないですか。

内覧会に来てくれた方には、プレゼントとして「りお歯科クリニック」の名前入りマグネットを作りました。歯ブラシやフロスの予防セットやパンフレットも用意しました。人気の「メロンパン」屋さんを呼び、お土産にお渡ししました。すると、歯科医師会のある役員の先生から「メロンパンは医療法違反に抵触する可能性があるからすぐにやめたまえ!」なんて電話が当日に入りました。『医療行為もしてないのに、引っかかるわけないじゃん。何言ってんの?』と思いましたが、電話口では「そうなんですか。無知なもので申し訳ありません。これからもまたご指導ください」と電話を切っておきました(笑)。

メロンパンのことも前もって媒体でアピールしておくと、当日は朝から多く人が行列を作って並んでくれました。車通りの多い街道沿いですから、たくさんの人の目に触れます。「新しくできた歯医者にたくさんの人が行列している!」。話題にならないわけがありません。ここに、行列のできる歯医者さんのでき上がりです。

既存の歯科医院でも、
諦める必要はない

既存の歯科医院でも似たような取り組みはできます。増築だったり改築だったりのタイミングで内覧会を催すことは可能ですが、よく似た効果を発揮するのがイベントです。

僕の歯科医院でも、イベントは年間にいろいろと行います。キッズフェスタでは、クラウンや似顔絵師を呼んで、露店も出します。そうすると、「あの歯医者、なんか楽しそうなイベントやってたよ〜」と話題になるわけです。

周年祭では、「りお歯科」の刻印入りのどら焼きを配りました。必ず熨斗をつけて、箱に2個入りです。1個だと帰りの車で食べちゃいますよね。でも、2個だと会社や家庭に持って帰ってくれます。そうすると、歯科医院の刻印入りのどら焼きが話題のきっかけになるんです。ただ、どら焼きを配ったりすると、「甘いもの食べさせて虫歯を増やそうとしてるんでしょ」なんていう輩が、歯医者の中にまでいます。

だからそこに『患者さまにいつまでも美味しいものを我慢しないで食べていただけるように、私たちはこれからも全力でサポートさせていただきます。でも、食べたあとはちゃんと予防しましょうね』というメッセージカードとスタッフの言葉と笑顔を添えて渡すんです。素直な患者さんは喜んでファンになってくれるはずです。

世間のありきたりな考えをちょっと逆手に取ると、面白い結果がついてきますよ。

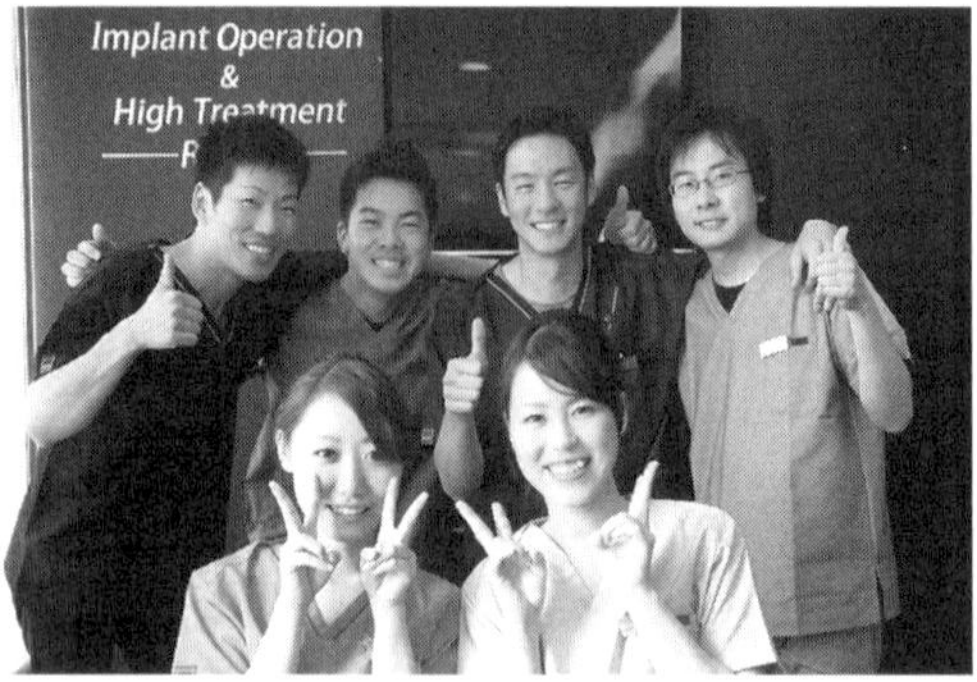

歯科医院らしくないカラフルな衣装で

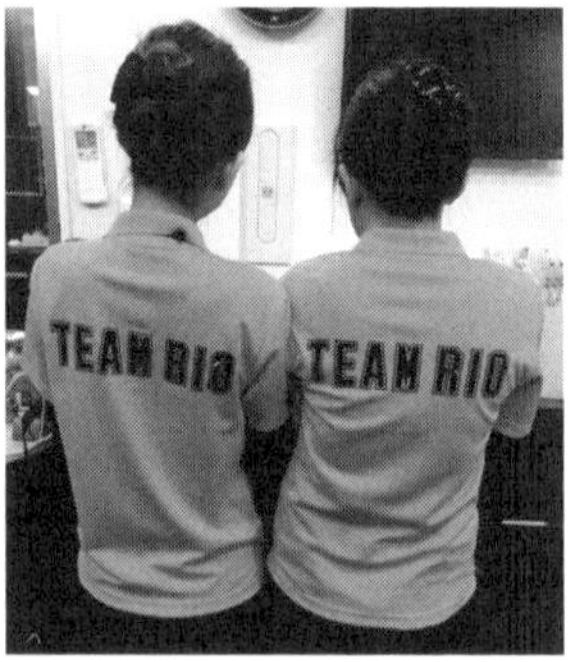

スタッフが自分たちで作った
おそろいのポロシャツ

MEMORIES PHOTO ALBUM

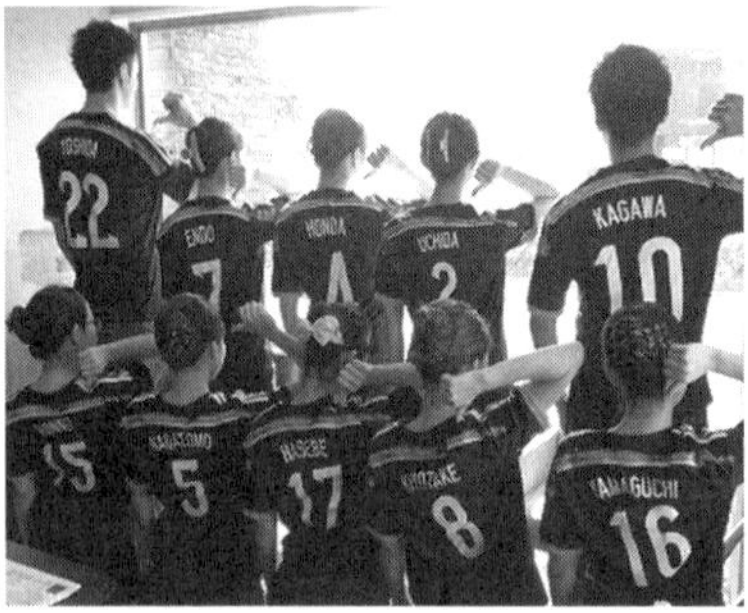

遊び心を大切にするためにワールドカップの時は
日本代表のユニフォーム

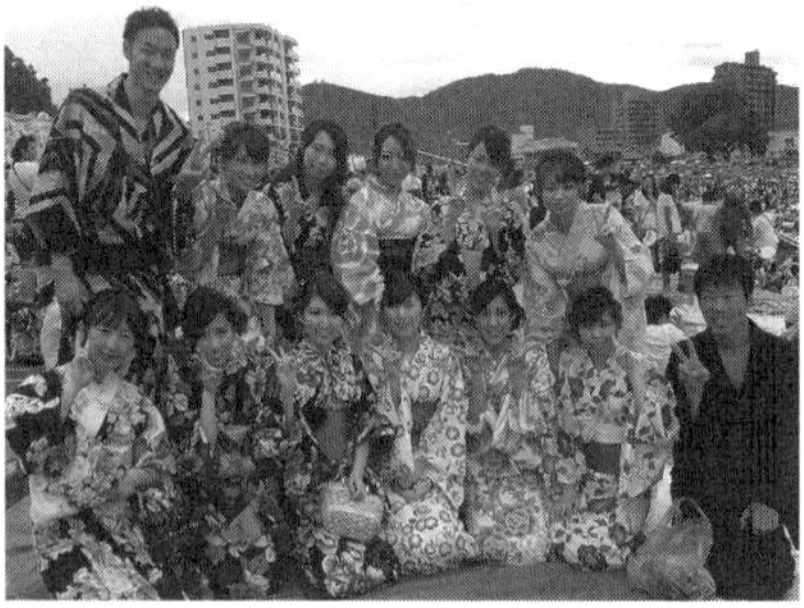

長良川花火大会は全員が浴衣で参加

周年祭で配った「りお歯科」の
刻印入りどら焼き

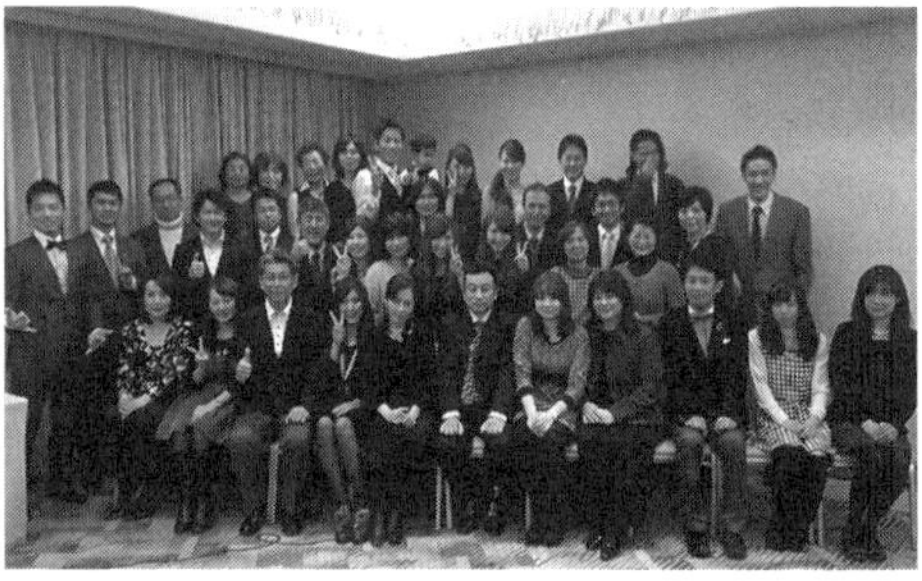

忘年会にはスタッフのご両親もお招きして感謝を

成功哲学

開業編

スタッフが長続きしない。愚痴やマイナス発言ばかりする。思うように働いてくれない。権利ばかり主張する。元気がない。優秀なスタッフが確保できない。

これらは多くの歯科医院が抱えている大きな悩みだと思います。当初、僕の歯科医院もそんな状態でした。今から思えば、院長としての僕の力不足に尽きると思うのですが、その時は人のせいにしていました。

先に、開業初月のレセプトが420枚と書きましたが、それからも内覧会の影響が色濃く残り、開業3か月目には、レセプトは600枚を超えていました。

「りお歯科クリニック」という列車は、いきなりトップスピードで走り出したのです。運転手の僕も振り落されないように必死でしたが、スタッフたちも必死にしがみついてくれていました。しかし、やっぱり振り落されていくスタッフもいるんです。オープニングスタッフとして雇用した常勤スタッフ3人と衛生士学校の学生アルバイト1人のうち、受付担当のスタッフが開業2日目で退職していったのです。開業の3週間前から雇用して、その間ずっと研修を続けて、ロールプレイングをしたり、ポスティングにも行ってもらったりして、「じゃあ今日から開業です」って言ったら、次の日に辞めていったのです。それも、「給料、きっちりお支払いください」っていうメールが届いただけで……。

衝撃でした。そして、僕も大いに傷つきました。でも、「優秀なスタッフも揃ってるし、準備もバッチリだけど、患者さんが来ないな……。売り上げどうしよう。支払いができないかも」っていう状態よりは、「経営は安定して、売り上げも利益も順調。ただ、スタッフだけが……」という状態の方が贅沢な悩みじゃん。はるかにマシだよ、と自分に言い聞かせて、そこからスタッフマネージメントに力を入れ始めました。

どんなに優秀で抜群の腕を持っていても、歯科医院は歯科医師だけでは成り立ちません。歯科医院が成功するか失敗に終わるかは、いかに優秀なスタッフを手に入れるかにかかっているといっても過言ではありません。しかし、できるスタッフは、当然、他の病院も手放さない。そして待っていてもやってきてはくれません。自分で育てるしかないんです。

毎日、職場で家族以上に長い時間を一緒に過ごすスタッフは、大切な宝物です。でも、歯科医院のスタッフは、ほとんどが女性です。男の僕は、彼女たちの考えていること、感覚がわからず、数多くの失敗を重ねてきました。

この章では、僕の数々の失敗経験の中から生み出したスタッフ対処法、スタッフ教育のノウハウをできるだけ具体的にお伝えしたいと思います。

まず教えるのは、仕事のやり方ではなく、仕事観

僕たちはスタッフを迎えると、すぐに「仕事のやり方」を教えようとしてしまいます。当たり前ですよね。仕事ができないんですから。

「インレーの削り方？　抜歯のやり方？　カルテの書き方？　めんどくせー。見て覚えろよ。甘えるな！」って言われて育った僕たちの時代からすれば、「教えてもらえるだけありがたいと思え」って思いますよね。僕もそうでした。でも、それは間違いなんです。「だってわからないんだから教えてもらわないとできるわけないじゃん」って、当たり前に思っている世代ですから、そもそも仕事を盗めっていうのは通用しません。ですが、じゃあ教えるからできるでしょ、っていうのもまだ違うんです。『仕事のやり方』ではなく、先に『仕事のあり方』を教えなきゃいけないんです。別の言い方をすると、『仕事観』ですね。

「何のために働くの？」って質問してみてください。ほとんどの子が「お金のため」「生活のため」って答えます。「院長のため、患者さんのため、医院のため、自己成長のために働いてます。働きたいんです！」っていう思いで働いて、人に評価されて、大切にされて、結果としてお金もついてくるっていう当たり前のことを微塵も考えないのです。

そんな状態で、仕事のやり方だけを教えても、こちらの望むスタッフには到底育ってくれません。『君は何のために仕事をするのか？』。まずはそれを考えてもらうのです。

面接では、本気度を見る

オープニングスタッフで募集すると60人以上来ていた応募が、1か月後の募集になると10分の1に減りました。戦力になるスタッフの確保は、うちでも大きな悩みでした。

マネージメントが全然勉強できていなかった僕は、ようやく真剣に取り組み始めました。スタッフ募集の時の面接も、それまでのようにフィーリングで選ぶのではなく、『本気度』を見ることに重点を置くように変わりました。

今、僕は、スタッフの面接をする時、けっこう厳しいことを言います。社会人としてとか、うちにはこういう掟があるとか、最初の3か月は泣きっぱなしになるかもしれないよとか、遠慮なく話します。働き出して3か月たつと入社テストがあるんだけど、そのテストに受からないといつまでたっても研修生のまま。給料も時給計算でパート扱いのままで交通費も出ない、「そういう条件だけどいい?」ということも伝えます。

全ては『本気度』を見たいからです。そんなことを言われて気持ちが萎えるようでは、長く続かないことは明白ですから。

スタッフの確保と教育は、どの歯科医院にとっても大きな悩みです。それが解決できないので、院長と奥さんとでこじんまりとやっている歯科医院も多いのが現実です。でも、それでは年商1億円は永久に届かない夢のままだということを忘れないでください。

1日体験入社で意欲を見る

僕の歯科医院では、まず事務長が1次面接をしたあと、「1日体験入社っていうのがあるんですけど、どうしますか？」と聞くことにしています。『1日体験入社』では、朝からお弁当を持ってきてもらい、朝礼から終礼まで、どっぷりと仕事を経験していただきます。見学ではありませんが、その日の給料は1円も出ません。

ここで希望しなければ、採用はもちろんありません。そして、『1日体験入社』を終えたあと、アンケートの「ぜひここに就職したい」「就職意欲が高まった」の項目に○をつけた人だけが院長面接に進みます。3か月間の研修期間を終えると、筆記70点、実技30点の試験があります。それにパスしないといつまでたっても正社員になれません。そのことについて、僕はこんな話をしています。「研修生は、助けてもらうことばかりだから、まだ仲間とはいえない。正社員になって、助け合える関係になって初めて仲間になれるんだよ。正社員になれば当然待遇も手厚くなるし、社会の一員とみなされて、歯科医師国保も厚生年金も労災も雇用保険も入れるし、交通費も出るんだよ」

3か月たち、テストに受かって正社員になったスタッフは、簡単には辞めていきません。既存のスタッフたちが高いレベルで統一されていると、入ってくるスタッフも自然と仕事観が感化されていき、モチベーションの高い集団になっていくのです。

キーワードは「仕事美人」

大量生産され、受験戦争、競争社会に揉まれて生き抜いてきた僕たちの世代と、今の若い世代とは、本当に大きく「時代」が違います。

必要でないものが巷に溢れ、簡単にジャンクな食事が手に入り、海外旅行なんて子供のうちに経験しちゃって、「できれば働きたくないし〜」「楽してお金いっぱいもらえる仕事がいいよね」「ニート最高！」「キャバ嬢に憧れちゃう！」なんてことを平気で言う世代なんです。面接で「前の仕事はなんで辞めたの？」と聞くと、「なんか合わなくて」みたいなことを平気で言いますから。

でも、それを愚痴っていても何も始まりません。そういう世代の若者たちを採用して、教育して、成長させていかないといけない職業を僕たちは選んでしまったんです。

彼女たちに「何のために働くのか」という話をする時、僕は『仕事美人』という言葉をよく使います。「外見だけ着飾っても綺麗じゃないよ。素敵な男性に巡り合おうと思ったら、君自身が素敵な女性にならないとね。そのためにキラキラ輝く『仕事美人』になろうよ」っていう具合です。「お金のために働いてますっていう人の元にはお金はついてくるはずない」なんてことを口酸っぱくして言うより、この『仕事美人』という言葉は、彼女たちの心にストレートに響くみたいです。

スタッフ内の「不燃物」を見極める

強い組織を作るには、ある程度の痛みを伴います。マイナススタッフの取り扱いです。

人には、「自燃物」「他燃物」「不燃物」の3種類がいます。2：6：2の割合です。

2割の「自燃物」。この人たちは勝手に燃えてくれます。放っておいても、どんどん成長して高いモチベーションを保ってくれます。宝のスタッフですね。

6割の「他燃物」。この人たちは他人によって燃やされます。火をつければ熱く燃えてくれます。合格点です。

問題なのは残り2割の「不燃物」。これは燃えません。でも、周りは燃やそうと必死に火をつけます。すると、どうなるか？ ダイオキシンを出すんです。燃えないだけならまだしも、燃やそうとすると毒素をばら撒くんです。「院長の言ってることおかしくない？ そんなのやっても無駄だからみんなでボイコットしようよ」なんてふうに。

だから触れない。燃やそうとしない。そして、燃えないゴミの日に出します（笑）。

ちょっと毒舌かもしれませんが、僕はそう思います。慈善事業でお金をもらって人材育成をしているわけではないので、不適切な人物を見極めるのも、経営者の大事な仕事なのです。

決して気分のいいことではありませんが、トップに立つ以上、痛みを伴う英断に負けない、強い気持ちを持つことが大切です。

クレドを作って自分の言葉で語る

クレドとかミッション。いわゆる企業理念を作っていない歯科医院はすごく多いです。ちゃんとした企業だとどこでもあると思うんですけど、歯医者では「何それ?」っていう人が8割以上。「100年以上続く老舗には必ず家訓がある」という説もあります。誰かが迷った時に立ち返れるような『医院の家訓』は、最初に作るべきだと思います。

その時に大事なのは、ただクレドを提示するだけではなく、院長の医院に対する情熱、スタッフへの思いを、必ず自分の言葉で語ることです。ここで、スタッフをその気にさせる熱いトークができなければ話になりません。できない先生は、夜のお店で女の子を口説く練習を積んでから、トライしていただきたいと思います(笑)。

うちのクレドはホームページに載せていますが、これは途中で作り直しました。最初は僕が開業前に作ったのですが、何年かたって、スタッフたちとこういう言葉を入れたいとかって話し合って肉付けをしたものが今のクレドです。院長の僕だけでなく、スタッフたちにも思い入れのあるものになりました。

僕の歯科医院では、クレドは毎朝朝礼で1つ必ず唱和しています。でも、ただ唱和するだけでは慣れてしまってボケるので、例えば、誰か1人がクレドについて何か思うことを話すというふうに変えてもいいかなと、ちょっと思っているところです。

カリキュラム・マニュアル作りはスタッフ主導で！

精神論だけでなんとかなるほど若いスタッフは甘くないので、教育カリキュラムや教育マニュアルも必要です。僕の歯科医院では、教育カリキュラムや受付マニュアル、治療マニュアル、アシスタントマニュアルなど、細かなマニュアルも多く整備しています。

カリキュラムとかマニュアルも、僕らの頃は「見て盗め。なんで頑張って覚えた技術をタダで教えなきゃいけないんだ」って言われました。でも今は、「教えてくれないからできないです」って普通に言うので、マニュアル・カリキュラムはどうしても欠かせません。マニュアルがないと、スタッフによって覚え方にもバラつきが生まれてしまうという問題も起こります。

しかし、これを院長が作る必要はありません。スタッフ主導、それもどちらかというと新人スタッフ主導で作成すると上手くいきます。なぜなら、新人スタッフが1番分からないところを知っているからです。分からないことを解決していく過程がマニュアルになっていくのです。

うちのマニュアルやカリキュラムは1回作ったら終わりではなく、毎年、新人スタッフが肉付けをしています。最近では動画でマニュアルを作るスタッフがいたり、当院のマニュアルはどんどんシェイプアップされて、完成度を高めています。

新人スタッフには「鉄の掟」

僕の歯科医院には、新人のスタッフに向けて「鉄の掟」というのがあります。マイナス言葉を言わないとか、つけ睫毛をしないとか。僕たちが考えると、今さらと思うようなアホみたいなことを掟にしているんですが、若い子たちにとってはアホみたいなことじゃないんです。

つけ睫毛禁止とかネイル禁止とか言うと、「じゃあ、つけ睫毛はしてないですけど、アイラッシュはいいですか？」などと言ってきます。そんなこと、いちいち細分化してルール作りはできないので、「全部禁止」と伝えました。それでも彼女たちは、「化粧とか髪の毛の色とかちゃんとするので、つけ睫毛だけは許してください」とかって食い下がってくるんです。それが現実です（笑）。

なので僕は、「プライベートでは好きなようにしていいから。でも、職場にいる間はプロだから演じよう」っていう話をしています。これは、僕の本心です。仕事である以上、たとえ新人であっても、スタッフには本当にプロ意識を持ってもらわなければなりません。

若い女性ばかりなので、職場での最低のルールはきちんと決めておかないと、本当に僕たちの常識では考えられないようなことが次々に起こります。「鉄の掟」という呼び方は、決してオーバーではないのです。

スタッフのために横のつながりを作る

科医院というのは閉鎖的で、一般的に横のつながりはほとんどありません。だから、スタッフたちも、隣の芝生が青く見えるんです。

当院のスタッフの中にも、「うちは、すごく患者さんも多いし、厳しいし、こんなことばっかりやらされて」みたいな不満がたまってくるのは仕方のないことだと思います。

そこで僕は、他の歯科医院のスタッフとも気持ちを共有できる『勉強会』を作って、積極的に他の歯科医院さんと絡むようにしました。『勉強会』で、普段交流のない別の医院のスタッフと話をすると、彼女たちは「他の歯科医師さんでもこんな思いをして頑張ってる」とか、「こういうふうにつらい思いをしながら乗り越えてきているスタッフがいるんだ」ということに初めて気付きます。そして、僕たちが100回言うよりも鮮明に、「つらいのは自分たちだけじゃないんだな」っていうことを知るんです。

毎日厳しい中で頑張っているのは自分たちだけじゃないと知った時、彼女たちの中に連帯感と勇気のようなものが生まれます。

今では、『勉強会』以外でも、話を聞かれて別の歯科医院さんから当院を見学に来られることもあります。その時に、スタッフ同士で昼ご飯を一緒に食べて話をさせる。それだけで彼女たちの意識は変わります。試してみる価値はあると思いますよ。

新人の勉強は仕事時間外にさせる

僕の歯科医院では、新人の教育担当者を決めています。新人は1年間、必ず日誌を提出することが義務づけられており、教育担当がコメントを書いて返すという決まりになっています。さらに、新人が練習をしたり新しい知識を覚えたりするのは、基本的に仕事時間中にはやってはいけないという規則にしています。

仕事時間中は給料をもらっているんだから、仕事以外の時間を使ってやりなさい、ということです。でも、診療時間後に残ってやるというのは、僕があまり好きじゃないので、みんな、朝早く来てとか、昼休みにやっていますね。

朝は、新人の子は1時間とか、早い子は1時間半前に来て練習したりするんですが、それには先輩に付き合ってもらう必要があります。仕事を覚えるために、自分で練習のスケジュールを組んで、先輩に付き合ってくださいとお願いをするのも、新人の大事な仕事なんです。もちろん、自分のために、先輩の自由な時間を奪って付き合ってもらうのだから感謝を忘れちゃいけないよ、っていうことも新人たちには植え付けています。これも大切なコミュニケーションの勉強です。先輩たちも、同じ道を歩んできたわけですから、嫌な顔をしないで早起きに付き合ってくれています。

プライベートコミュニケーションをとらせる

うちのスタッフには、日頃から患者さんとプライベートなコミュニケーションをとることを心がけるように言っています。それだけで患者さんの歯科医院に対するイメージが違ってきますから。

テクニックとしては、いろいろありますが、まず、何より大切なのは笑顔です。

次に、患者さんと目線を合わせること。患者さんは診察椅子に座ってらっしゃいます。なので、スタッフは立ったまま話をするのではなく、もう少し低くなって目線を合わせる。あるいは、患者さんの後ろから話しかけることがほとんどなので、勤務医のドクターなどには、患者さんの前に回って挨拶をするように心がけてもらっています。

しかし、いきなり「プライベートコミュニケーション」をとれと言っても、新人スタッフには、そう簡単ではありません。そこで、天気の話とか家族の話とか、話題にすると話しやすいことがらの頭文字を取って並べた表を作りました。みんな、それを見て練習しています。

僕が新人の時、「この人の話し方は好きだな」と思う先生がいて、患者さんに対してその話し方を真似たことがありました。だから、スタッフにも「この人、すごいなっていう人の話し方を真似してみよう」と言っています。そのためにはよく話を聞くことが第1です。

患者さんからのクレームを減らす！

患者さんからのクレームは、予想できることがいくつかあります。例えば歯を削って型を取り次の日にはめる場合、あらかじめ「今日削って神経に近づいているのでちょっと沁みるかもしれないですけど、何日かたつと落ち着いてきます」と初めに言っておくと、たとえ沁みることがあっても、「先生に言われたとおり、最初は沁みたけど落ち着いてきたよ」ってことになります。しかし、これをまったく言わずにいると、「この前治療されたとこがメチャメチャ痛いんだ！」っていうクレームになるんです。

結果は同じでも、最初にひとこと言っておくのと言わないのとでは、患者さんの感じ方がまったく違ってきます。うちの勤務医は自分たちでやっていると思いますが、僕は、やることが多くて忙しいので、治療したあとでスタッフが全部そういうフォローを入れてくれています。

それでもクレームが来ることはあるので、うちでは「クレーム対応選手権」みたいなことを行ったこともあります。クレームの対応について勤務医の先生が講義をした内容に対して、1週間後、スタッフにテストをするんです。で、最高得点者の子にはちょっとしたお菓子のプレゼントとか、最低点の子は次の日早く来て掃除をするとかいう罰ゲームがあるんです。そんなふうに楽しみながらクレームに対応するトレーニングをやっています。

三人称以上の視点をつかませる

僕の歯科医院では、「人称視点」という考え方を大切にしています。

一人称・・・自分にとってどうか？
二人称・・・相手にとってどうか？
三人称・・・組織・会社にとってどうか？
四人称・・・地域にとってどうか？
五人称・・・業界にとってどうか？

ものを考える時の基本姿勢のことで、実は一人称で考えている人がほとんどなんです。人称視点が高くなるほど優秀な人材になるのですが、スタッフの発言、行動を、この人称視点から考察すると、その人の物の考え方の基本姿勢が明確になって面白いです。チーフや副院長クラスであれば、当然三人称視点以上でないと困ります。そして、院長であればできれば五人称での視点が欲しいですね。

スタッフと患者さんとの間だけでなく、スタッフ同士、スタッフと院長との間の発言や行動の1つ1つを検証してみてください。「それは何人称で話をしてるの？」って聞くと、スタッフ自身も分かるんですね。四人称や五人称視点までは望まなくても、三人称視点で考えられるスタッフが増えてくると、医院としての成長度はグッと上がります。

仕事には
ピラミッドがある

「仕事にはピラミッドがある」

ピラミッドの1番下にやらなければいけない仕事があって、その上にできる仕事、1番上にやりたい仕事がある。やりたい仕事にたどり着くには、まず、やらなきゃいけない仕事を完璧にやる必要がある。そうして初めてできる仕事がどんどん増えていって、その結果やりたい仕事ができるようになる。それには3年以上かかるよって。

例えば、研修医が来た時には、最初は洗い物や掃除、後片付けからやらせます。慣れてくると、次にアシスタントとして診療の準備や後片付け。それができるようになると、今度は患者さんの歯石取りをしてもらいます。

これは本来歯科衛生士の仕事なので、たいていは「私はドクターだから歯を削りたい」って言うんですけど、まだやらせません。歯石取りだって、どういう角度で入れたら患者さんが痛がらないだろうか。この角度で入ればすごくやりやすいってことに気付けば、実際に削る時、大いに参考になるわけです。そういうことを意識して仕事に向かわないといけません。その考え方のできない先生に、いきなり「私はドクターだから歯を削りたい！」って言われても任せられません。何も実績もなくて、何もやれていないスタッフがいきなり自分のやりたい仕事を任されるほど社会は甘くないぞということです。

幹部スタッフには孤独になる覚悟を説く

幹部スタッフになる人には、上に立つポジションに就く前に「孤独になるよ。それでもいい？」っていう話をします。「その孤独も含めて理解しているならいいけど、そうでなければ幹部にはしない」とも伝えます。

本当に、上に立つスタッフは孤独になります。そうすると、その孤独感を軽減しようとして、多くの者が「スタッフの代弁者になって、院長に私が物申さなければ！」って勘違いしてしまうのです。「休み時間も少ないし、仕事がきつい……」「患者さんが多すぎるんではないか」「課題をもうちょっと少なくしてほしい……」「下の子たちがこういうふうに言ってるのでもう少し考えてあげてください」とか、途端に言うようになります。

そんな時、僕は決まってこう言います。「お前らが労働組合の代表になるなら、そんな幹部はいらない。もう1回ヒラに戻す。医院のための意識を持って、院長の代理として意見を下のスタッフたちに伝えてくれると思うから、三人称視点で見れると思うから、幹部にしたのであって、それができないのならいらない」って。そうすると意識が変わります。

良くなるために意見を言うのはもちろんいいんですが、経営者である院長の意向に沿えない幹部スタッフは置かない方がマシです。厳しい言い方をすれば、それを押し通すならむしろクビにした方がいいかもしれない。それで腐っていった組織がたくさんあります。

「男脳」と「女脳」の違いを知る！

スタッフは女の子たちばかりですから、基本、男の院長が気持ちを理解するのは、なかなか難しいです。そもそも男性と女性では脳の構造が違うんです。簡単に言うと、男性は結果を求めたがるのですが、女性はプロセスを大事にしたがります。例えば、よくある話ですが、彼女に「私と仕事とどっちが大事なの？」って言われたとしますよね。どう答えます？「いや、君も大事だけどやっぱり仕事も大事だし」「どっちが大事かなんて決められないよ。順位を付けるものでもないし、どっちも大事だよ」。コレ、どれも不正解です。

「そんなことを言わせちゃうほど、君につらい思いをさせてたんだね。ごめんな」

これが正解です。なんにも解決してないんですよ。「仕事か私かどっちが大事なんですか？」っていう問いに一切答えていない。でも、それでいいんです。

大切なのは、話を聞いて共感してあげることです。そうすれば、女性は「この人は私のことを分かってくれる。信頼できる人だ」って思ってくれます。そこをはしょってすぐ僕たちは結論に行きたがるので、失敗するんですね。

「○○さんがこんなこと言って、あんなことやってたんです」って報告されたら、「そんなことに気付いてくれたんだね。ありがとう」って言ってみてください。何も解決してないんですが、きっと解決します。あとはスタッフに任せてあげればいいんです。

女性は
他のスタッフの前で
褒めてはいけない

男性には通用するであろう、「目先の5万、10万より、将来、他人より1000万、2000万稼げる方がいいだろう。だから今は頑張ってついてこい！」って言葉も、女性には一切響きません。そんな訳の分からないことを言う人より、いつも「今日も良かったよ。ありがとう」って褒めてくれて、毎日飴玉をくれる人の方が好きなんです。「いつも見てるからね」ということを伝えるのも大切です。「言わなくても分かってるだろ？」ってのはダメです。ちゃんと事あるごとに感謝を伝えて飴玉をあげてください。それだけで、スタッフの仕事ぶりは変わります。

それだけ注意をしていても、「院長はぜんぜん私たちの気持ちを分かってないです」と、辞めていくスタッフから言われたこともあります。だから、あらかじめチーフのスタッフには「女性の気持ちは分からないから頼むね」と話しておいた方がいいですね。男性には、本当に不可解なことがいっぱいありますから。

そしてスタッフたちを褒める時はコソッと褒めてあげてください。決してみんなの前で褒めちゃダメですよ。そうすると、「なんであの子ばっかり。私だって頑張ってるのに」ってマイナスに作用することがあるので、みんなのいないとこで1人だけこっそり褒めてあげてください。彼女たちは院長に褒められたことをずっと覚えています。

スタッフの両親の理解を得る

スタッフは若い女性ばかりなので、ご両親はどういう職場に就職しているかって心配されているると思います。わが子がどんな人と働いているのか、どんな雰囲気で、どういう顔をして働いているのか……。それじゃあいけないと思ったので、忘年会にご両親を招待することにしたんです。当日は、ご両親の写真を1人10枚ずつ持ってきてもらい、お父さんの好きなところ、お母さんの好きなところ、それぞれ10個を書かせて、ムービーにして流しました。そして、最後にスタッフたちにご両親と手をつないでもらって、僕が「左手に握っているお母さんの手は、みんなのために毎日ご飯を作ってくれて、洗濯をしてくれて、やさしく抱きしめてくれた手。お父さんの手は、みんな以上に社会で頑張って、家族のために毎日働いてくれた手だよ」という話をしたんです。みんな泣いてましたね。

例えば、娘が職場で叱られて落ち込んで帰ってきた時、ご両親が「そんなにつらいんだったら辞めたら?」って言うか、あるいは「いい職場じゃない。もう少し頑張ってみなさいよ」って言うのか。僕らにとってはすごく大きなことなのです。ご両親に職場の雰囲気や仲間のことを知ってもらい、なおかつ僕の想いを少しでも知ってもらうのは、必要なことだと思います。ご両親から大切な娘さんを預かってる以上、ちゃんと育てていますから安心してくださいねっていうメッセージも込めて。

新年会で夢を書かせる

毎年新年会の時に、5年後の夢と10年後の夢を、スタッフみんなに書いてきてもらっています。これは、仕事上の目的とかじゃなくて、本当にただ単純に夢。笑われてもいいから、わくわくするような夢を書いてきてって言っています。

ほとんどの子が、5年後は素敵な旦那さまと結婚して、子供がいて、綺麗なマイホームを建てて、みたいな話を書いてきます。そこで、じゃあその夢を叶えるためには、今何をしなくちゃいけないのかなっていうのを考えてもらうのが、この新年会の目的なんです。

そこに書いた夢のように素敵な結婚をするには素敵な旦那さんと出会わなければいけない。そして素敵なお母さんにならなきゃいけない。素敵なお母さんっていうのは、旦那さんをマネージメントして出世させなきゃいけない、子供は一人前に育てなきゃいけない、近所付き合いもある、旦那さんの親戚付き合いもしなきゃいけない。「これ、全部できるのか?」って問いかけるんです。その上で、だったら今、頑張って成長しなくちゃダメでしょっていう話をします。誰もが自分はシンデレラになれると思っているので、「自分たちが成長しなかったら、素敵な旦那さんの目線に引っ掛からないからね」って釘も刺します。

新年会で書いてもらった夢は、1年中スタッフルームに貼っておきます。わくわくする夢が目につくところにあると、みんなのモチベーションも高くなると思います。

僕自身もそうなのですが、歯科医師の先生はだいたいが、大学を卒業したら「先生」と呼ばれて、おだてられて人生を過ごします。大学や勤務先では、歯医者の治療のことしか習ったことはありません。経営学なんて学ばないんです。

でも、開業したらいきなり経営者。経営のことなんてまったく勉強していない、考えたこともない人が、急に経営者になって、初めて人を雇って、どうやって利益をあげていくかなんて、できるわけないんです。だからって、「僕には分からないからできません」では、年商1億円など、夢のまた夢。それどころか、下手をすれば倒産して従業員を路頭に迷わすなんてことにもなりかねません。

僕も誰かから経営学を教わったことなどありませんでした。ただ、勤務医時代に、院長として歯科医院を任されていたため、給料をもらいながら、ある種、経営にも携わらせてもらっていた経験があったのです。普通の勤務医は、自分の売り上げしか興味がないと思うので、そこは少し違っていたと思います。

面白い話があります。勤務医時代、同級生の結婚式があって大阪に行った時、「お前、給料いくらもらってるんだ」っていう話になりました。その時、大阪の友達は給料が30万円でした。僕は当時すでに医院を任されていて100万円を超えていたので、「俺、100万超えてるよ」って、正直に話したんです。その時の彼の反応が問題でした。「岐阜ってそんなに給料いいの?」って言ったんです。その時、僕は、「お前、その考え方をしてるうちはずっと30万だよ」って話をしたんですけど。僕は、給料がもっと安かった時期も、「30万円給料をもらってるから、これだけ売り上げればいいんだ」じゃなくて、「今は30万円だけど、100万円の給料をもらえる人より売り上げてやる」という思いで働いてました。その方が断然仕事が楽しいからです。そして、そんな気持ちで働いていたことが、開業して経営者になった時に大いに役立ちました。

ここでは、「歯医者としてどうあるべきか?」ということよりも、「歯科医師だけど、経営者なんだからちゃんと稼がないとね」っていうことを重点的にお話ししようと思います。時々いるんです。「俺はそんなに経営のことなんか考えたくないし〜。だってダルくない?」的なことを言っちゃう先生が。そんな先生に会うと、「じゃあ、開業しなきゃいいじゃん!」って思ってしまいます。

ここで間違っちゃいけないのは、売り上げは患者さんに評価された結果だということです。いかに患者さんの満足度を上げられるかを常に考えから外しちゃいけないのです。

医療機関が利益を生み出すのは「悪」ではない

一般に、医療機関が利益を生み出すことを、あまり「よし」としない風潮がありますよね。スタッフたちもやはりその一員なんです。医療側の人間なのに、気持ち的には違うんです。スタッフがそう思っていたら、絶対に利益の上がる活動をしません。ですから、どうして医院には利益が必要なのか。利益を出さない企業こそ、社会的には本当は『悪』なんだという当たり前のことを、ちゃんと教えて理解させてあげる必要があります。

利益を出さないと、設備投資もできません。患者さんに良い治療を提供することもできません。「院長、トイレが壊れました」とか「機械が壊れました」といっても修繕費も出ない。利益が出ないと、借金の元本も返せないから倒産してしまう。君たちも仕事を失うし社会活動もできないんだよ。だから、医療機関が利益を生み出すことは決して『悪』なんかじゃないんだ。そんな「今さらですか？」な話を、やっぱりしなくちゃいけないんです。

何も教えないと、彼女たちは「院長、儲けていい生活がしたいだけなんでしょう」って、本気で思っていますから。これではスタッフの働く意識も決して高くはなりません。

最近では、スタッフに年間で決めた数値目標の話もしています。ひと月が終わったら、次の月の朝礼で、先月は患者数がこれぐらいで、売り上げはこれぐらいでしたって伝えるんです。数字に対しての意識があるかないかで、確実に働き方も違ってきます。

「売り上げとは何か」を知る

売り上げとは……「数量×単価」です。

「なんだよ、それ！　当たり前じゃないか！」って思われる方も多いと思います。しかし、このシンプルな答えがなかなか出てこない経営者は非常に多いんです。これさえ理解していればここから分析ができます。逆にこれが頭に入っていないと、前に進めません。

歯科医院の場合、「①数量×②単価」＝「①患者数×②単価」ということになります。そして「①患者数」＝「③来院頻度×（④既存患者＋⑤新規患者）」と置き換えられます。

ここまではいいですね。では、ここからさらに細かく分類してみましょう。

「④既存患者」＝「⑥来院患者数×⑦回転率」

「⑤新規患者」＝「⑧未・来院患者数×⑨訪院率」

「②単価＝⑩平均点数（平均金額）×⑪治療本数」となります。

売り上げを上げるには⑥〜⑪の要素を強化する明確な戦術が必要になってきます。

保険診療中心の医院なら患者数を増やすことに戦術の軸足を置き、患者数が頭打ちなら単価を上げる戦術を考えなければいけないということです。本当は、どちらかではなくて全てを考えないといけないですよ。売り上げは掛け算でできているんですから。賢明な皆さんならこの大きな意味がお分かりいただけると思います。

1分のロスの短縮が大きな利益を生み出す

まず一般的に取り組みやすいのは「数量＝患者数」を上げていくことです。

例えば僕の歯科医院に限ってお話をすれば、1日の来院患者数は、ほぼ毎日120人を超えます。でもチェアーは6台。診療時間は1日普通に8時間です。「無理でしょ?」って思いますよね。でもここで「無理だ」って思ってたら絶対に壁は超えられません。ところが現実に毎日できてるんですよね。そう言うと「どうせ適当にやってんでしょ?」って陰口叩かれます(笑)。でも患者さんもバカじゃないんで適当にやってたら離れていきます。それに、賢明な歯科医師ならお分かりかと思いますが、むしろ適当にやっている方がリスクが高いですよね。僕は一生この地で歯科医院をやっていくのですし。

意識を変えることです。できてる人もいるわけですから、自分でリミッターをかけないようにトレーニングすることが重要です。例えば1人の患者さんの治療時間を、他の医院より1分短くできるように努力するんです。そうすればトータルで2時間も縮まります。それくらいのロスって出ていませんか? そこを徹底的にチェックして改善していくんです。たった1分のロスの短縮で、1日10時間診療の医院と同じことができるんです。もしも4分縮めることができたら……、2日分の診療を1日で叩き出せます。そんなほんのちょっとの違いを見逃すか、気付くかで、大きな差が生まれるのです。

プレゼン能力が「自費率」を上げる

次に来るのは「単価」を増やす戦略です。「単価」とは自費診療です。一概に「自費率を上げる」といっても、なかなか難しいです。患者さんには、自費＝高いものっていう感覚があります。僕は保険治療の限界を知っているので、家族の治療をするとしたら保険治療はしません。ほとんどの歯科医師の先生も同じでしょう。しかし、患者さんはそういうことを知らないので、メリット・デメリットの情報を正確に提供することが大事です。患者さんにとって正確な情報をお伝えして、患者さんの人生にとって有効な選択を患者さん自身にしていただくのです。それにはちゃんとしたプレゼンが必要です。

そして、そのプレゼンの仕方で、結果は大きく変わります。例えば、カメラを売る時に、「4万分の1のシャッタースピードを可能にします」とプレゼンされても全然欲しいと思いませんが、「このカメラであなたの子供さんの運動会をこんなに綺麗に撮れるんですよ」って紹介すると、「欲しい」という気持ちが動きます。売る側の理屈ではなく、お客さんの目線になって話をすることが重要なんです。「プレゼン能力」＝「自費率の差」と言っても語弊はないでしょう。僕の歯科医院では歯科助手（TC・トリートメント・コーディネーター）が行いますが、患者さん目線のプレゼンのトレーニングをしているせいか、岐阜市の平均12％の自費率に対して40％を超える数字になっています。

インプラントは決して高くないと理解してもらう

保険診療よりも明らかに高そうな自費診療を勧められた時、患者さんは、その時点で断る理由をたくさん探します。それがさらに高額なインプラントとなると、患者さんの警戒心は一層高くなります。僕が患者さんに、1本40万円のインプラントの説明する時にはこんな話をします。「仮に、1日ひと箱煙草を吸う人がいるとします。1日に400円、ひと月で1万2000円、1年だと約15万円かかるわけです。で、インプラントは5年保証なので、1年に15万円かかる煙草代は5年すると75万円になります。インプラント1本、うちでは40万なんですよ。どちらが幸せですか?」こんな感じです。

患者さんに分かりやすい比較表も作ってます。1日ひと箱煙草を吸っていると5年でいくらだとか、1日1本缶コーヒーを飲むと、5年でいくらですみたいな。

「でも、手術怖いんでしょう」と言われた時には、「手術はこういうやり方をして、こういうふうにするので心配ないですよ」と、できるだけ分かりやすく説明をして、不安要素を取り除いてもらいます。分からないことがなくなるくらい、しっかり時間を取って、本当に丁寧に僕自身が説明をします。患者さんの将来にとって幸せな選択をしていただくことが僕たちの喜びです。それには、患者さんの不安を1つ1つ消していくことが大切です。警戒心が解けた時、初めて「じゃあ、やろうかな」っていう気持ちになるんです。

歯科医院にも、アップセルやクロスセルはアリ

「アップセル」(より上位の高価商品を勧める)や「クロスセル」(関連商品の購入を促す)というの、僕の歯科医院はやってないんですけど、やってる先生もいますね。例えば、「クロスセル」だと、ホワイトニングセットでいくら値引きだとか。インプラント2本目以降は2万円引きですとか。これは「ダウンセル」になるかもしれませんが。

「アップセル」っていうのは、「プラス3000円で○○できますけどどうですか?」みたいな方法です。これは僕も経験があります。家電量販店でパソコンが3万9800円という広告を見て行って、結局20万円ぐらいのパソコンを買って帰ってきたんです。店員さんに「安価なパソコンもあるのですが、実はお勧めしたいのは、高スペックのこの商品で」って説明されて、「うーん、そっちの方がいいよね」って、気持ちになったんですね。

そういうエサを撒くのはアリかなって、正直なところ思いますが、インプラントに関しては「安くて不安要素の大きいインプラントは、僕は家族には絶対使わないな」って思ったので導入していません。それもそのまま患者さんには説明しています。補綴に関しては、それを説明した紙を作って、悩まれる患者さんにはその紙を持って帰ってもらうということにしています。松竹梅じゃないですけど、選んでくださいっていう感じで。選ぶにも何か情報がないと選びにくいですし、口頭の説明だけでは忘れてしまいますからね。

人件費は削らず、しっかり育てて働いてもらう

1番大きな経費。それは人件費です。同じ給与であれば、優秀な人材の方が組織にとって利益が大きいですすし、ムダな人員を配置しちゃっているのであれば、適材適所に配置し直して、効果が大きく出るようにしなくてはいけません。社会の当たり前の常識ですよね。

僕は以前から思っているのですが、もっと世の中の歯科衛生士の数を増やすべきなんですね。そもそも、歯科衛生士学校を3年制にしたことが大きな間違いなんです。もっともっとたくさんの歯科衛生士を増やして、優秀な人材を確保しやすくしてくれた方が、保険点数の交渉(このことはコラムで書きます)なんかするよりよほど医院にとっての利益も患者さんにとっての利益も上がるし、ストレスがないという現場の多くの声を無視してしまっているのです。

少し話がそれました。僕は人件費を削る必要はないと思います。

高い給料を払うなら、スタッフをちゃんと教育してしっかり働いてもらいましょう。ちゃんと組織に利益を出して働ける人に高い給料が支払われるのは、当然の節理だと僕は思います。社会人の評価は給料と休暇だと思っています。

チームとして医院の利益に貢献できるスタッフが育つことが、大きなムダをはぶくことになり、ひいては経費の削減にもつながるのです。

スタッフに経費の意識を徹底させる

経費がかかるものっていくつもあるので、僕の歯科医院では、歯科医院を経営していく上で何にどれぐらい経費がかかっているかということを、時々スタッフに講義をします。

1番かかっているのはもちろん人件費ですけど、人件費以外に何がかかっているかというのをいくつも羅列して、ここにもかかってる、これにもかかってる、イベントをしたらこれぐらいかかるとか、院長がスタッフをご飯に連れて行ったらこれぐらいかかるとか、制服を買い替えるのにこれぐらいかかるとか、全部明らかにします。

面白い医院とかだと、1つ1つの機材に代金を貼っていくところもあります。これ15万円、これ20万とか。だから、大事に使えよって。何人に響いているかは実際分からないですけど、知る必要はあります。そして意識しないと、平気で材料をうっかり多めに使っちゃったりするんです。ちょっとでいい高い材料をドバッと出しちゃったり、こぼしちゃったりとかいうスタッフも中にはいるので、そこをおろそかにはできません。

そういう話は最初は院長がしなくちゃいけないんですが、この前はスタッフの1人が講義してくれました。「私たちスタッフは毎年毎年昇給をしていくから、医院の利益も毎年上げていかないと昇給している意味がないでしょう」なんて話までしてくれていました。諦めずに教育を続けていくと、分かってくれるスタッフは、驚くほど成長してくれます。

優秀な技工士は
大きな経費削減になる！

技工士さんって、けっこう激務なので、最近はなり手が少ないんですよね。熟練の技工士さんは次第に辞めていかれるし、年々減っていく傾向にあります。なので、同世代の技工士さんと一緒に進んで行くのがいいんですね。技工士さんといい関係を保つには、もちろん歯科医院が流行らなくちゃいけないですし、技工士さんも尊重しなければいけません。良い診療を築くためのチームメイトですからね。技工士さんにも癖があるので、フィーリングの合う人を見つけることがすごく大事です。

技工士さんに上手なものを作ってきてもらって、ピタッと入って、適合も性能も良くて、患者さんも満足して、となると医院の評判も上がって、僕らのストレスも少ないのです。反対に、合わない補綴物を作ってこられた時には、患者さんにもう1回来てもらって型取りしなくてはいけないですし、材料は余分にかかりますし、また時間かけて作り直してもらって、さらに再度患者さんに来院していただいてって、全部無駄なことですから。

センスに合った適合の良い技工物を、再製少なく、安く、早く、清潔に提供してくれるような優秀な技工士さんを捕まえておくと、長い目で見ると大きな経費削減になると思います。技工士さんにも、入れ歯が得意な人とか、審美系が上手い人とか、得意不得意があるので、僕の歯科医院では4件の外注先に技工を振り分けています。

売り上げを
10%上げるだけで
80%の増益になる

図にすると分かりやすいのですが（150ページ参照）、総売り上げを例えば100とします。変動費の割合が20、固定費の割合が70と仮定すると、残った利益は10になります。この場合院長の人件費も固定費に含んでいると仮定して、分かりやすく減価償却は無視します。この10の利益があるから、修繕費、先行投資費、借金の元本の返済に充てられるわけです。

では、固定費は変わらないものと仮定して、例えば変動費の20を18に減らすことができれば、単純に利益は12になりますよね。変動費を10％削減すると利益は20％アップです。前年対比120％の増益です。

ではでは、売り上げを10％上げて110になったと仮定しましょう。固定費は変わらないですから、70のまま。変動費は10％上がりますから22になりますね。

そうすると……。

「110−22−70＝18」ということになり、利益が10から18になります。

なんと、80％の増益です。

分かりますか？　固定費を低く設定して、変動費に気をつかい、売り上げをたった10％上げるだけでこれだけの破壊力があるんです。

経費削減が、いかに重要な課題であるかが分かっていただけたと思います。

黒字倒産について
スタッフに説明しておく

では逆に、売り上げが10%下がって90になったと仮定します。固定費は変わらず70のままですよね。でも変動費は10%下がって18になります。どうなるか……？「90−18−70＝2」です。利益は80%の減益です。利益が8割減るんですよ！　たったの10%売り上げが落ちただけで。

本来の利益の10の中には、修繕費・先行投資費・借金の元本の返済が含まれると先ほど書きました。もし借金の元本の返済に5必要だったとしたら？　利益が2しかなければ当然返済が止まりますよね。結果、黒字倒産です。利益は出ていますから黒字企業なんですよね。でも倒産します。

現実には減価償却などもあるのでここまで厳しいことはないですが、こういう状況をスタッフにはちゃんと説明しておく必要が、僕たち経営者にはあると思います。そうでなくて、「経費をちゃんと節約しろ！」って言っても、「やってるし。鬱陶しいなぁ。細かいんだよ」って言われちゃいます。本質をちゃんと勉強させてあげてください。

10%売り上げが下がるということは、キャンセル率が10%ということです。キャンセル率の取り組みは最重要課題なのです。だから、スタッフにはなぜキャンセル率を下げる必要があるのか、口を酸っぱくして話す必要があります。

とにかく
キャンセル率を下げる！

キャンセル率を下げるために、僕の歯科医院では患者さんに電話をするとか、メールを送るっていうこともやっていますが、1番大きなのは、患者さんの意識を「まぁ、いいや。キャンセルしちゃえば」ではなくて、「行かなきゃいけない」っていう意識にしておくっていうことです。そのためには、どうすればいいでしょう?

待ち時間が長い歯科医院だと、毎回行っても待たされるので、「今日はちょっとやめようかな」と思うこともあるかもしれません。でも、いつもバチッと時間通りに診てくれるところだったら、「ちゃんと行かなきゃ」っていう気持ちになりますよね。ですから待ち時間対策も必要です。うちも必死になって待ち時間短縮していますが、どうしても患者さんが多すぎて、お持ちいただく状況ができてしまいます。それでも僕の歯科医院を選んでくださる患者さんに、反省とともに申し訳ない気持ちでいつもいっぱいです。

また、スタッフと患者さんのコミュニケーションがちゃんと取れていることも大切です。スタッフがいつも丁寧に接していれば、「じゃあちゃんと行かなきゃね」ってなりますが、スタッフが冷たく、そんなに仲良くもなければ、「まぁ、今日行かなくてもいいか」って簡単に思ってしまうんです。患者さんの意識を変えることが1番だと思います。医院みんなの心構え1つで、キャンセル率をグンと下げることは可能なのです。

成功マニュアル 51

売り上げを 10%あげるだけで 80%の増益になる

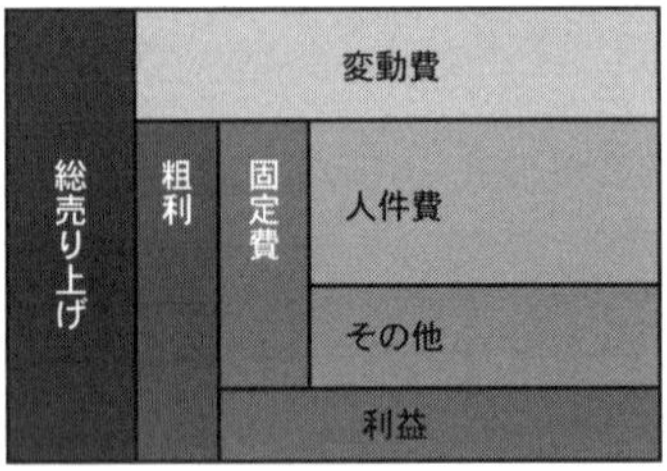

歯科医院の場合

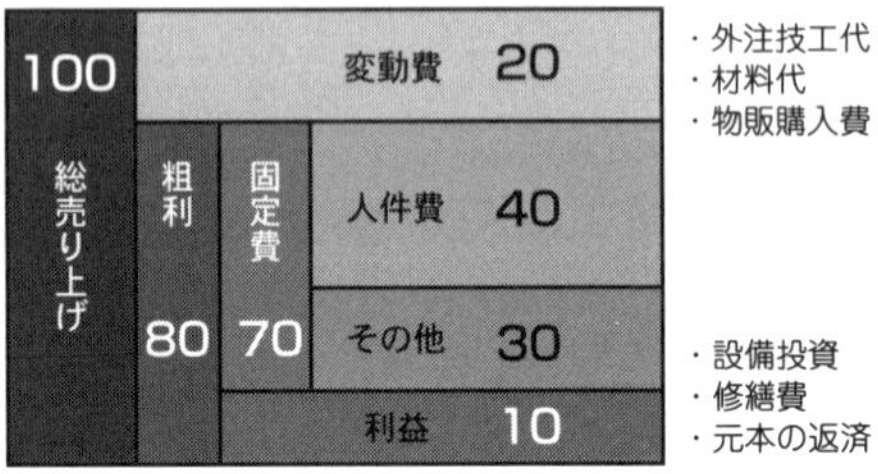

売り上げが 10% 上がると

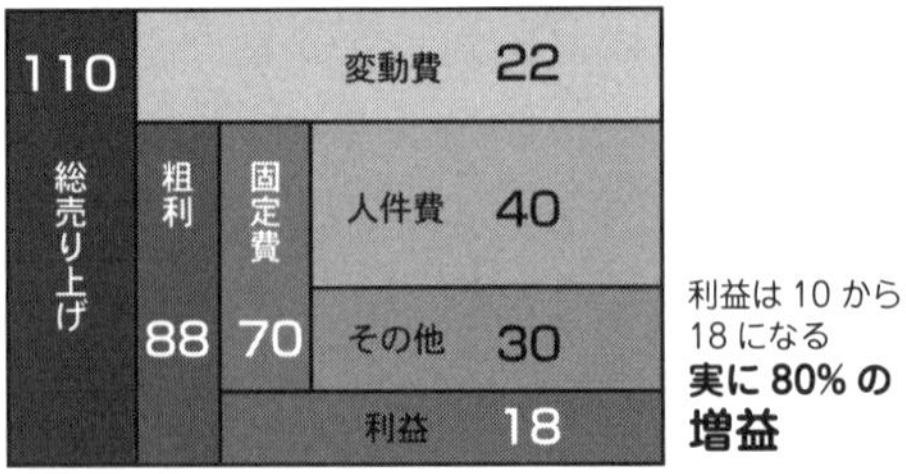

売り上げが 10% 下がると

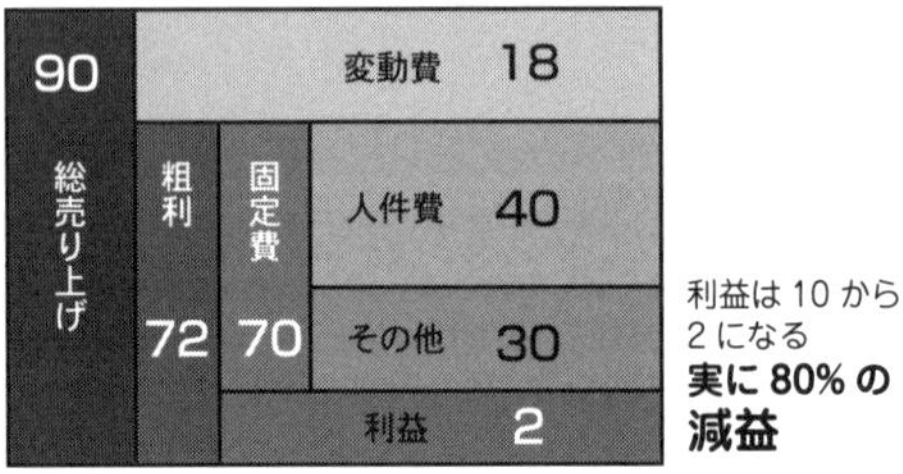

◆コラム◆

◆なぜ歯科衛生士は数が足りないのか◆

僕の持論ですが、厚生労働省は、歯科衛生士のいない歯科医院は保険点数が低いというデータを持っているんです。そこで、保険点数を減らしたい厚労省のお役人は、歯科衛生士の数を減らすために、歯科衛生士学校に看護学校と同じ３年制の教育を導入しようと考えたんではないでしょうか。その結果、本来、歯科衛生士になるはずだった人材も看護師になってしまう方向に道を開いてしまったのです。歯科衛生士はとても良い職業です。そして患者さんにはとても必要な人たちです。以前のように敷居を低くして多くの人材を輩出する必要があります。ですが、現場の歯科医院と厚生労働省の考え方には大きな開きがあります。しかもその思惑に気付かずに乗っかってしまった、歯科医師会と歯科衛生士会の当時のトップの頭を疑います。

◆高校時代に言われた忘れられない言葉◆

僕は高校１年生の時の担任の先生に、「自分の将来のために勉強しろって言われてもお前たちよく分からないだろ？　分からなければ、お前たちは親の名誉のために勉強しろ。お前たちが必死になって勉強して、良い大学に入って、良い企業に就職すれば、親は鼻が高い。そのために必死に学べ」って言われました。そんなこと言う先生はそれまでいませんでしたし、衝撃的でしたが、なぜかその時、僕の心にその先生の言葉がストンと落ちました。誰かのために頑張る、それを認めてくれる人がいるってことが嬉しかったんだと思います。

何度も言うようですが、僕の歯科医院成功哲学はたったの2つです。

1つは「いかに患者さんに来ていただくか」。そしてもう1つは「1度来てくださった患者さんをいかにファンにするか」。この2つが完璧なら、必ずその歯科医院は繁栄すると思っています。というか、これしかないのです。

そのためには、広告戦略も必要ですし、ホームページも必要です。イベントも大切ですし、スタッフ教育のプログラムや文化も大切です。どれが患者さんに響くのか、どれが正解なのかはやってみて検証してみないと答えは出ません。それどころか検証してみてもよく分からないことも多々あります。

僕の歯科医院では今では年間で20件以上の歯科医院さんが見学に来られます。その時に、「何をやったら成功できますか？」ってよく聞かれるんですが、本当のところ分からないんですよね。集患に成功するにはこれをすれば絶対大丈夫っていう特効薬があるわけじゃないんです。あれも大事、これも大事。「え？　そんな細かいところまで？」って思うようなことでも大切にしなきゃいけないこともあるんです。

しかし、「これだけはおろそかにしてはいけない」というポイントはあります。それがカウンセリングです。僕の歯科医院では全ての初診患者さんに必ず30分の枠を取って「初診カウンセリング」を行っています。カウンセリングは確かにちょっと面倒くさいですし、別に直接利益を上げてくれる時間でもないですよね。それどころか、「診療スタッフ取られて、場所も与えて、時間もかかって、むしろマイナスじゃねぇ?」的な雰囲気もあるかと思います。

ですから自分たちにできない理由を探しちゃって、自分たちを納得させちゃうんです。でもそうなると、カウンセリングに対する医院としての姿勢が緩んで、精度が落ち、スタッフからも甘えが出て、システムが綻んでいき、結果として多くの失患につながります。

たかが、カウンセリング。されどこのカウンセリングが、暗い歯科界に一筋の光明をもたらしてくれると僕は思っています。

直接利益を生み出すわけではないですし、本質を知らないと無駄な時間のように思えます。ですが、決して無駄な時間などではなく、「医院にとって多くの利益と満足を生み出す、本当に大切な時間だと位置付けて間違いない!」と、僕は確信しています。

では、なぜ、カウンセリングがそんなに重要なのか? この章では、集患に焦点を当てて、そのあたりのことをお話ししようと思います。

世の中には、7倍の患者さんが隠れている

僕が開業する当時、ある人から、「実際に今、歯科医院に通っている人の割合は全体の約10%くらいなんです。でも、残りの90%の人に『本当は歯科医院に通わなければいけないんだろうけど、実際は行けてないいって思う人は?』って聞くと、実に80%の人が手を上げるんですよ」って、教えてもらいました。

このデータが正しいとすれば、『全人口の7割強の人が実際に歯科医院に行かなきゃいけないと思っているにもかかわらず行ってない』ということになります。

こんなことになったのは、僕たち医療従事者側の責任も大きいと思います。患者さんが通いやすい、通ってみたい、と思う環境を今まで作ってこられなかったということですからね。ですからそこを改善して、その70%くらいの人たちの心をくすぐるわけです。

患者さんたちから「看板を見るまでは歯科医院だとは思いませんでした」「以前に行っていた歯医者と全然違ってここは通いやすいです」「ホント、歯医者っぽくないですよね」というような言葉を引き出せるような歯科医院を目指すのです。

現在通院している患者さんの7倍ものブルーオーシャンがそこには広がっているんです。狭いプールをみんなでケンカしながら泳いでいないで、大海に漕ぎ出しましょうよ。

まずは、どういう医院にしたいのかを決める

今、開業を目指している先生。先生はどの層の患者さんたちにターゲットを絞って戦略を練っていますか？「まんべんなく。いろんな患者さんに来ていただきたいし……」という解答だとすると最悪です。「この層に絞って戦略を練って実践してきたんだけど、結果として全ての層に受け入れられた」のならいいのですが、「最初っから広く狙ってる」っていうのは、聞こえはいいですが「何も考えていない」のと一緒です。

一般的に歯科医院の患者層というのは、院長と同世代の患者さんが多くなります。院長が60代なのに20代や30代の患者さんで溢れているなんてことはまずありませんし、30代の院長の医院に60代の患者さんがたくさん来るってこともほぼありません。ですから、自分の世代以外の層にターゲットを絞ろうとするのは、現実的ではないのです。

まず最初に考えられる戦術は、同世代の患者さんを、しかも女性をターゲットにすることです。歯科医院というのは、男性より女性の患者さんが一般的には多いから。そして地域社会や家庭においての女性の発言力は男性に勝るので、女性に受け入れられれば旦那さんも子供もおじいちゃんおばあちゃんも近所の人もみんな連れて来てくれるからなんです。

このあたりまでは、もう皆さんご理解いただけていますよね。では、次にもう1歩進んだ戦略についてお話ししましょう。

セグメンテーション戦略を考える

「セグメンテーション」（市場を分類し、その性格にあった商品を製造・販売すること）。あまり耳馴染みのない言葉だと思いますが、覚えておいてください。

市場の顧客層は、その消費動向によって、「スキミング層」「イノベータ層」「フォロワー層」「ペネトレーション層」の4つのセグメントに分類されます。

「スキミング層」というのは超富裕層。全体の5％ほど。「イノベータ層」とはスキミング層を意識しつつ、ちょっと無理して高級志向を好む人たち。全体の15％ほど。「フォロワー層」とは上も下も見つつ、横との関係を1番気にする人たち。全体の35％ほど。そして「ペネトレーション層」は価格で動く人たち。安売りに集まり、価値よりも値段で物事を判断することが多いですね。全体の45％ほど。という感じです。

不況といわれようが消費税が上がろうが、フェラーリやエルメスが売れるには理由があります。エコノミークラスだけでなくファーストクラスがあることにも、一流ホテルにはクラブフロアがあることにも理由があります。安売り量販店に人が集まり、全皿100円の回転寿司に行列ができるのにもちゃんとわけがあるのです。実際に、『セグメンテーション戦略』を考えている歯医者さんは少ないと思います。しかし、他所がやっていないからこそ、取り組む意味があるのです。そこにニーズを求めている層があるのですから。

どの層にウケる医院を目指すのか、狙いを定める

「スキミング層」や「イノベータ層」の患者さんをつかみたいのか？「ペネトレーション層」で溢れる歯科医院にしたいのか？　どの層にウケる歯科医院にしていくのか、その戦略をしっかり練り、そのための戦術を駆使しないことには、繁盛歯科医院にはなれない時代になりました。

それはどの業界でも同じです。例えば雑誌のディアゴスティーニはお父さん世代にウケるアイテムは日曜の午前に、マダム世代にウケる内容は平日昼間に、子供たち世代には夕方に、って細かくCM放送の時間帯を選別しています。さらに分かりやすくいうと、高級車の代理店であるコーンズは中古車情報誌『Goo』には絶対広告出さないですよね？

医院のある環境、院長の年齢、得意分野、将来像などを鑑みながら、分類した多くのセグメントの中からターゲットを絞っていく。そしてそのターゲティングしたセグメントに向かっての戦略・戦術を考えていくのが効果的なマーケティングといえます。

これはトップの仕事です。狙いたいゾーンに存在する人たちの気持ちを考え、行動を予測しながらバリューイノベーションしていき、それに患者さんが反応してくれた時の気持ちよさは最高ですよ。患者さんの喜びの声や満足げな笑顔とともに自分のモチベーションが上がるのがとてもよく分かります。そして同時に医院の売り上げも上がっていくんです。

初診患者を増やすためのマーケティング戦略を休まない

「患者数」＝（「新規患者」＋「既存患者」）×「来院頻度」

この公式、覚えていましたか？　これまでお話ししてきたのは、この中の「新規患者」さんに来ていただく方法についてです。もう1度、おさらいしておきましょう。

初診の患者さんを増やす方法というのは、主にマーケティングです。宣伝広告、ホームページ、建物の立地条件など、いろいろありますが、もっとも重要なのが「口コミ」です。

患者さんに満足して帰ってもらって、別の人を紹介してもらう。そのためには、治療技術を高めるのは当たり前。病院の雰囲気や内装、スタッフの教育、あらゆる点に気を配り、患者さんにファンになってもらうのです。「1人の患者さんの後ろには10人の患者さんがついていると思え！」って、僕は若い頃教わりました。本当にその通りだと思います。

新規患者さんが、何をきっかけにして来られたかという来院経路を集計することも大切です。きっかけがホームページであったら、どのワードで調べたかを集計します。

紹介だったとしたら、職場の人なのか、家族なのか、友人の紹介なのか。はたまた、通りがかりに建物を目にして来たとか。毎月毎月、何が経路で来られたのかを集計して、その資料をもとにマーケティングに力を入れる。上手くいいスタートを切れたとしても、その努力を惜しまず続けることが肝心です。

カウンセリングが2回目の患者を増やす

少し脱線して、居酒屋を例にとってみましょう。2回目に来店されたお客さんが、3回目に来店してくれる率は約70%、3回目に来店してくれたお客さんが4回目に来店してくれる率は約80%なんですって。では、初めて来店してくれたお客さんが2回目に来てくれる率は？　……約15%らしいんです。びっくりですよね！

これって歯科医院と同じじゃないですか？　1回、2回来院してくれた患者さんが自然と来なくなる……それを「ま、いっか」で、済ませていませんか？　居酒屋は、2回目の壁をクリアしようとしていろんな取り組みをしています。初回のお会計の半額を金券でキャッシュバックとか、次回来店時に飲み物全品半額クーポンとか。赤字覚悟で2回目の壁を越えようと必死なんです。果たして僕たちはそこまで努力しているでしょうか？

そこで重要になってくるのがカウンセリング。初診で来られた時に親身に話を聞くことで、患者さんの期待を1回目で超えちゃうんです。そして2回目で意識を変えさせるんです。そうすれば患者さんはファンになってくれます。そして中断することなく、3回4回と通ってくださり、メンテナンスにも来てくれるようになります。カウンセリングによって、「りお歯科クリニック」のリコール反応率は90%近い数字をキープしています。多くの患者さんが何か月も先の予約を埋めてくれるってことは、経営的にも非常にありがたいことですよね。

初診カウンセリングは、傾聴に徹する

僕の歯科医院では、初診の予約を取られた全ての患者さんに、必ず30分前に来てもらいます。その30分で、トリートメントコーディネーターの資格を取ったスタッフが、「初診カウンセリング」を行うのです。ここで大切なのは、「全ての患者さんに」ってとこです。「急患だし……」「待ち時間出てるし……」って言い訳は一切なしのルールになっています。

この「初診カウンセリング」の大部分を占めるのが『傾聴』です。30分しっかりと時間を取って、患者さんの心の声に耳を傾けてあげるのです。

「どこが痛いの?」「いつから?」「どんな痛み?」ってだけの単純な話じゃないですよ。問診票には書いていない小さな気になること、この歯科医院に望む思い、今まで嫌だったこと、苦手なこと、好きなこと……、できるだけぜ〜んぶ聞いてあげちゃうんです。

もちろん初診カウンセリングにもマニュアルはあります。パワーポイントのスライドショーに則って、TCが患者さんの思いを引き出しながら、専用のカウンセリングシートに必要事項を書き込んでいきます。それを見ればスタッフ全員が患者さんの内容を把握できます。ドクターもアシスタントスタッフも、患者さんの思いをあらかじめ全て知っているという状態から診療をスタートできるのです。そうすると患者さんは、「あぁ、この医院は私のことを分かってくれている」って思ってくれるかもしれませんよね。

セカンドカウンセリングはコンサルティング

2度目の来院で行う「セカンドカウンセリング」。これはコンサルティングの要素が高いカウンセリングです。

初回の診療ではレントゲンや口腔内審査、歯周病検査などの情報を得ることができました。次はそれらの資料に基づいて、実際にこれからどのように診療を進めていくのか、将来の望む姿に沿うにはどうしていかなければいけないのか、ということを専門的な立場から解説し、コーチングしていく時間になります。そして予防の大切さを伝えていきます。

「うちは、悪くなったら治療するっていうんじゃなくて、予防をしていきましょうっていうのを提唱している歯科医院なんですよ」という、こちら側の意図を伝えて、「治療が終わって終了じゃなくて、メンテナンスに通ってくださいね」っていう話をするんです。

治療が終わったのに「これからメンテナンスに通ってください」っていうと、「えっ、せっかく終わったのに？」って思うのが、最初に言っておくと、そんなふうに思わなくなるんですよ。「痛くなくなったし〜」って軽く中断してしまう患者さんも、きちんとセカンドカウンセリングをしておくと、少なくなっていきます。

スタッフ教育と同じで、歯科医院に通うことの意義、予防の意義、いわゆる『ありかた教育』を患者さんにちゃんと受けていただく時間が、「セカンドカウンセリング」なんです。

合わない患者さんは去っていってもＯＫ

患者さんに、自分の根底にある医院の想いを伝えることは重要です。そうすると、合わない患者さんは去っていきます。『患者数を増やす』ってテーマからすると、一見マイナスな行為に思われるかもしれません。しかし、これを続けていけば先生方がストレスを感じる患者さんは減っていき、なおかつ、実際は患者数も売り上げも上がっていきます。中断患者さんが減りますし、リピート患者さんが増えますからね。合わない患者さんに時間を割くのであれば、大事な患者さんに回そうってことです。

僕は、僕の歯科医院の想いに賛同してくださる大事な患者さん、ご自分の身体を大切に考えてちゃんと通ってくださるいい患者さんを抽出して、そこの層を増やしていきたいと考えました。そこで、生活保護の患者さんの受け入れを途中で解除しました。一見関係ないように思うかもしれません。しかも生活保護の患者さんはタダなので、保険の点数で行くと、わりと取り放題なんですね。そのため、生活保護の患者さんを積極的に多く受け入れて、それを主にされていらっしゃる先生がいるのも事実です。でも、雰囲気が悪くなるのを嫌う層の人たちもいるんです。これは賛否両論あるのは分かっています。でも僕はそういう選択をしました。それとは逆に、どんなにいい患者さんでも、年齢制限を設けているＶＩＰルームには子供連れだと入れないってルールもあります。

患者さんの「デンタルIQ」の向上を目指す

度来てくださった患者さんを、いかにしてファンにするか。普通の患者さんを僕の歯科医院のファン患者さんにしちゃうってことです。

以前にお話ししたスタッフ教育についてとか、顧客の望む商品を提供するとかっていう自院のロイヤリティを上げていくこともその一環なんですが、今回はその先にある『患者さん教育』についてです。偉そうに『患者さん教育』なんて書きましたけど、分かりやすくするためにそう言っただけで、患者さんにはもちろん、スタッフにも、そんな言葉は先生が決して出しちゃダメですよ。

でも実際には、患者さんに教育を受けていただく必要があります。だって僕たちが当たり前のように知っている歯科のことを、これまた当たり前ですけど患者さんたちは何も知らないんですから。ですから、こちらから教えて差し上げて、歯科の知識を育んでいただく必要があるんです。ちょっと昔に、ちょっと流行った、「デンタルIQの向上」ってやつです。「うちの地域はデンタルIQ低いからね～。仕方ないんだよ」なんて、周りのせいにして他力本願の被害者を気取っている暇があったら、せっかく自分の医院を選んで通ってくださっている患者さんの幸せな将来と自院の輝かしい未来のために、時間を割いてあげてください。そのためには、何をするか……。もうお分かりですよね。カウンセリングです。

クロージングの設計が大切

患者さん（顧客）が購買行動を起こすまでの定石というのはいくつも解析されています。有名なAIDMA理論や、AISAS理論、AISCEAS理論、ビクター・シュワブやロバート・コリアーの書籍などにも書いてあります。例えば、AIDMA理論というのは、ATTENTION（認知）、INTERREST（興味）、DESIRE（欲求）、MOTION（動機）、ACTION（行動）という、消費者が商品の情報を認知してから購買に至るまでのプロセスの分析です。詳しくは控えますが、この辺を少し押さえてPR活動するだけでもだいぶ違います。

そしてそこからはクロージングです。クロージングとは、セールスにおける最終段階である商談締結のことです。まずは、患者さんの感じる不安要素を全て排除することです。このリスクリバーサルがしっかりできているか否かで患者さんの反応が違います。そこから、買わないリスクの提案、即効性のある旨みの提案、即答特典の提案、圧倒的未来価値の提案へとつなげていきます。

このクロージングの設計をちゃんとしてくださいね。そうしないと患者さんは、手に入れるはずだった将来の幸せな生活を、抱えた不安要素のせいで選択できないってことになります。正確な情報を提供して、患者さんが正しい選択をできる環境を作り出してあげることが僕たちの役目なんです。

他とは違う
USP（売り）を作る

当院では開業して6年と1か月でカルテ番号が1万番を突破しました。ありがたいことに、たったの6年で1万人もの方が来院してくださったのです。

岐阜市はなかなかの歯科医院過密地域で、当院を中心とした半径1キロ圏内にも11軒、2キロ圏内に25軒の歯科医院が乱立しています。では、うちが存在しなかったらご近所の先生が望まれているように、患者さんは1000人ずつぐらいその辺の歯科医院にバラけるのでしょうか? 絶対そんなことはありません。なぜなら、うちには周りの歯科医院に負けないUSP(Unique Selling Proposition)があるからです。

これは「売り」の話です。他とは違う特色、強みがあるからこそ、患者さんたちがファンになってくれて、新たな患者さんを連れて来てくれるんです。

例えば、「歯医者っぽく見えない」というのもうちの大きな売りの1つです。が、最大のUSPは、カウンセリングだと思っています。患者さんの気持ちを聞きだし、「うちはこういう医院で、こういうふうに治療していくので賛同してくださいね」という話をほとんどの歯科医院はしていないと思います。カウンセリングを質高く徹底することが、「1度来てくださった患者さんをいかにファンにするか」だけでなく、「いかに患者さんに来ていただくか」という2大成功要因につながるのです。

ホワイトニングキャンペーンで、意識の高い患者さんを呼ぶ

「ホワイトニングキャンペーン」という広告を以前にした時のお話です。今まで片方の顎で2万円で提供していたホワイトニングを、期間限定で3000円で提供したんです。もちろん赤字です。ホワイトニングに興味があるということは、美意識が高い、僕の歯科医院に来てほしい患者さんなんですね。そんな患者さんたちと出会えるならということで、実験的にやってみたんですけど。これは、予想以上にたくさんの患者さんが来られましたね。

最初来られた時に、必ずカウンセリングをするんです。「ホワイトニングは脱色なので、美容院でもシャンプーをしてからブリーチをするように、まずお口の中を綺麗にする必要があります。そのためにレントゲンを撮って歯の状態を見て、ホワイトニングができる状態かどうか判断する必要があります。歯石もあれば除去しないといけないですし、治療が必要な個所があればそれもご説明します。その後、望まれればホワイトニングをしていきましょう」と説明するんです。「いやいやホワイトニングだけでいいよ」という患者さんは受けませんでした。それでは本来の意図が伝わりません。うちの想いに賛同していただけるわけでもありません。もちろん、スタッフには「意識の高い患者さんにたくさんうちのファンになってもらうために今回のキャンペーンを実験的にやってるんだから、そこを理解してね」という話を事前にしたのは言うまでもありません。

「増築」は変化を生み出す
絶好の機会だ

増築は医院に変化を生み出すいい機会です。うちは、開業して3年半でちょっと変わった増築をしました。たったの10坪の増築で、CT購入を含めて5000万円の投資をしたのですが、増築スペースに関して、4つの目的を立てました。審美歯科やインプラントの治療率を上げていく。総患者数を増やす。美意識の高い患者さんの層を抱え込む。そして医院自体のブランド力を上げる。という4つです。

ビジョンとしては、飛行機のビジネスクラス。あるいはホテルのクラブフロアをイメージして、高級感のあるこだわりに満ちたVIPルームを作りました。ビジネスクラスやクラブフロアを利用する方には、ちょっとした優越感があると聞きました。僕は意識の高い患者さんの満足度を上げたかったので、患者さんの気持ちをくすぐろうと考えたんです。

しかし、歯医者はホテルやレストランではないので、露骨な差別化は他の患者さんの反感を買う恐れがあります。僕は、他の医院でやっているところも知らなかったので、そこが増築スペースを活用する前に1番悩んだ部分でした。が、ふたを開けてみると、患者さんからのクレームなど皆無。まったくの取りこし苦労でした。嬉しいことに、VIPルームを使用した患者さんは、みなさんリピーターになってくださっています。患者さんのニーズがそこにはあったのです。こういう差別化は、僕はアリだと思います。

開業準備編の中で、受付はローカウンターにするべきだというお話をしたと思います。実は、その時に思い出したことがあります。大学の同期の友人からメールで質問を受けたんです。「今、医院の受付カウンターをハイカウンターにするかローカウンターにするか迷ってるんよ。開業してる連れに聞いたら『そんなん絶対ハイカウンターやって！　物置かれへんようになるで！』って言われたんよ。どう思う？」って。

それを聞いて僕は、「物が置かれへん？　逆じゃね？」って、誰もいないのに一人で言っちゃいました。僕に質問をくれたその友人には、「もしお前が何十万もする時計やバッグを買った時に、自分のカバンを片手に持たされて、立ったままでお金払わされたらどう感じる？『会員証を作るんで書いてもらえますか？』って立ったまま書かされたり、『あっちのイスに勝手に座って書いて、書き終わったらここまで持ってきてください』なんて言われたらどう思う？　俺は少なくともそんな状況で俺のこと大事にしてくれてるとは思わないね」って返事をしました。

要は、患者さんの目線に立って考えるか。あるいは、自分たちの都合を先行させて見るか。つまり、何目線かの違いなんです。ホテルのクラブラウンジで、ハイカウンターのところなど僕は見たことがありません。カウンターの中が見えてしまうなら、スタッフにキチンと整理整頓させればいいだけの話です。スタッフを甘やかして、患者さんに不利な思いをさせるって変ですよね。普通のサービス業なら、考えられないことです。でも、残念ながら、医療機関では普通に行われていることなんです。

ちなみに付け加えると、うちは10万円を超えるお会計は後ろに別の患者さんがいるところで支払わせたくないので、カウンセリングルームを使って別室でお願いしています。そして、患者さんからお金を預かる時は両手で預かって、お釣りはトレーの上にきちんと並べて確認してもらいます。医院から出るお釣りは全て新札。小銭も綺麗に磨いてあります。せめてもの患者さんへの感謝の気持ちです。

お見送りは必ず患者さんと同時に立ってお辞儀をしてスタッフはお見送りする。座ったまま、顔だけ上げて見送るなんて失礼なことはしません。そんな面倒なこと……って思うかもしれませんが、うちは、1日平均130人くらい患者さん来られますが、スタッフ全員、きちんと取り組んでいます。

何かに迷った時には、「今、どっち目線になってるだろうか」って考えると、答えは自ずと出てくると思います。患者さん目線なのか、自分たち目線なのか。大切なことです。

患者さんが本当に欲しいものを提供する

『顧客が欲しいのはドリルではなく、穴である』

ドラッカーが提言している有名な言葉です。ドリルを買いに来る人が欲しいのは、何万回転もする最新ドリルでも、匠が作った由緒のあるドリルでも、切れ味鋭い高級ドリルでもなくて、思い描いた穴が掘れるドリルなんです。どういうことかというと、欲しいのは理想の穴であって、ドリルはそれを創り出すためのただの手段なんだっていうことです。

それと一緒で、歯医者でも、「これが本当に硬くて、すごく良くて」っていう材料の話をされても患者さんは納得されないんですね。そうではなくて、例えばこの歯を入れることによって今後その人の人生がどうなるかとか、その人が何を求めているのかっていうところを探ってお話をしないといけないんです。

「患者さんが本当に欲しいものは?」って、患者さんの目線で考えてみると、僕たちが本当に伝えなくてはいけない答えが出てくると思います。例えば、患者さんによっては、「見た目はどうでもいいから安いのがいい」って言う人もいます。でも、「綺麗に見えた方がいいし、こういうことが気になってたからこういうところを改善したい」って来られる方もいらっしゃる。じゃあそれを改善するためにはこういう方法がありますよっていう話をしてあげないと患者さんは選べないから、そこを間違えちゃいけないっていうことなんです。

歯科医院にトイレ2つは常識だ

僕の歯科医院には患者さん用トイレが2つあります。男性用トイレと女性用トイレです。なんだ、そんなことかって思うかもしれませんが、女性にとってトイレは、男性が思うよりはるかに重要なポイントなんです。開業前に母と妹から、「男の人の使ったトイレは使いたくない」って言われたんです。僕にとってはこれがけっこう衝撃的で、今でも覚えてるんですけど、そんな意識って男にはないじゃないですか。でも、女の人にその話をすると、ほぼ100%の女の人が「うんうん」って頷くんです。

今でこそ少し増えてきましたが、当時は歯科医院にはトイレ1個が当たり前の時代でした。「それを覆すならとことん女性目線」で、って思ったんです。そうすればトイレ1つで「この歯科医院は私たち女性のことを考えてくれる」って思ってくれますし、「あそこの歯科医院、トイレ超綺麗なんだよ～」っていう、男性にとってはどうでもいいことが、女性にとってはなかなか有効なマーケティングにもなるんです。

それと、うちのトイレには障害者用の手すりはありません。医療機関だと付けなきゃいけないっていうイメージがあると思うんですけど、オシャレさの欠片もないんで、僕は「付けないでいいです」って、設計士さんに言ったんです。手すりを作って放置して満足するくらいなら、スタッフが付きっきりでサポートしてあげた方がよっぽど親切ですしね。

超豪華な女性用トイレは女心をくすぐる

もう少し、トイレの話を続けます。

当院の女性トイレは男性トイレの2倍の広さがあります。男性トイレは既成品の手洗いに、タンク付の便器、便座は手動開閉です。狭いです。でも女性トイレは広いスペースに、もちろん自動開閉の便座、最高級タンクレストイレで、座ると便器内蔵のSDカードからクラシック音楽も流れてきます。そして手洗い家具はオーダーの作り付け。間接照明の付いた大きな鏡に、化粧水や香水、使い捨て歯ブラシからコットン、綿棒、高級ハンドソープまで完備してあって、トイレットペーパーまでも香り付きで超柔らかい最高級品です。男性用はスタッフと同じですけど。

あとは、ベビーベットとかおむつ用のゴミ箱も女性用トイレには備えつけてあります。ハンドクリームは、最初、けっこういいやつを置いていたんですけど、かなりの確率で盗まれてしまうので、4つめくらいからハンドクリームは置かなくなりました（笑）。

そこまでしなくても……って思いますよね、僕たち男性は。そうなんです。その男性目線が大きな間違いなんです。

今回はトイレを1例にとりましたが、男性よりも圧倒的にアンテナの多い女性をくすぐる仕掛けを医院の随所にちりばめることが、成功には絶対不可欠だと僕は思います。

キッズルームでお母さんたちの心をつかむ

お子様連れのお母さんにも安心して治療に来ていただくために、僕は最初からキッズルームを作ろうと思っていました。僕の歯科医院は、徹底して女性の患者さんの目線に立った医院を目指しているんです。

キッズルームがあることを一般に知ってもらうために、設計士さんにお願いして、キッズルームの一部をガラス張りにして外から見えるように設計してもらいました。もちろん、他の患者さんの迷惑になってはいけないので、うるさい時は扉も閉められるようにもなっていますす。キッズルームの中には、男の子用と女の子用のガチャガチャがあります。これはお金ではなく特製のコインでやるガチャガチャで、治療が全て終わった子しかコインをもらえないっていうルールにしています。

お兄ちゃんは治療が終わったけど、弟はまだ虫歯がある、みたいな時。お兄ちゃんはコインをもらえて、弟はコインをもらえなくて大泣きしてるなんて状況でも、あげません。「お金を払うんでください」っていう人もたまにいるんですけど、「それはダメです」って断ってます。頑張って治療が終わった子だけが、ご褒美がもらえるっていうふうにしたかったので。別にお母さんたちの心をつかもうと思って決めたことではないんですが、こんなところも、ママさんたちのハートに響いてくれたみたいです。

個室診療のメリットは想像以上上だ！

業する時、個室だけだと動きにくいだろうと思っていたので、僕は、半分オープンスペースで半分個室にしようかなって考えていました。開業前のアンケートでも意見は半々でしたし。でも、ある方にその話をしたら、「それ普通の歯科医院じゃないですか」って言われたんです。それで考えを変えました。「個室がいい」っていう患者さんが安心して通える歯科医院がないんだから、それなら僕の歯科医院が全室完全個室にすれば、その患者さんたちは安心してうちに通ってくれるって思い直したんです。

結果、思い切って全室完全個室にしたのは大正解でした。確かに、オープンスペースだと僕たちは便利なんですが、患者さんにしてみれば、隣の人の話している声も聞こえるし、隣で子供は泣いてるしっていう中では治療されたくないですよね。不安な話も隣を気にしながらだと十分にできません。でも完全個室だと、そんな不快感はゼロになるんです。

あと、僕がすごく感じたのは匂いですね。歯医者さん特有の匂い、あれは患者さんには不快ですよね。だから、患者さんが出られたあとに消臭スプレーを撒くんです。そうすると、次に入ってきた人はもういい匂いなんですね。これも個室だからできるんです。僕は開業するまで個室で診療したことがなかったのですごく不安だったんですけど、勤務医の先生たちも、「開業する時は絶対に個室にします」って今では全員が言っています。

遊び心を忘れない

歯科医院の患者さんは、ほとんどの方が緊張感を持って来院されます。歯科医師やスタッフが、その緊張感をそっとほぐしてあげるような、遊び心や心の余裕を持つこと。それも大切なおもてなしです。

僕の歯科医院は、当初普通の白衣だったんですけど、土曜日だけはオリジナルのデザインで作成したポロシャツとTシャツを着て診療しています。カジュアルデーって、みんなで呼んでいます。土曜日は特に子供さんが多いので、白衣を着て怖い感じよりは楽しい雰囲気になります。患者さんも喜んで来てくれますね。それに、平日来ていた患者さんが土曜日に偶然来て、「えっ！　こんな恰好でやってるの！」ってなると、面白いんです。

前回のワールドカップの期間中は、ドクターも含めたスタッフ全員が日本代表のユニフォームで診療しました。僕は、すぐ近くの小学校の校医なんですけど、学校健診も全員そのユニフォームで行きました。子供たちも先生も大喜びでしたね。オリジナルTシャツのデザインは、デザイナーにいくつか原案を出してもらってスタッフに投票で決めてもらいました。時々ユニフォームが変わると、患者さんも喜んでくれますし、スタッフの気分も変わります。センスのいい遊び心は大切です。僕は、歯科医院はこうじゃなきゃいけないっていう余計な観念を1個ずつ壊していきたいと思っています。

待合室の患者さんを飽きさせない

月に1回、休みの日にスタッフ2人ペアで、自分たちの行きたい場所へランチに行くという取り組みをしています。僕が1人1500円まで出すから、超えた分は自分たちで支払うというルールで。そして翌日にレポートを提出してもらいます。そのレポートには、外観や料理の写真を撮ってきて、店の名前、住所はもちろん、味、接客、待ち時間、電話応対……などに点数とコメントを書くようになっています。これをファイルして、『りおミシュラン』として待合室に置いておくんです。患者さんはすごく喜んで見てくれますね。僕たちは患者さんのお口の健康を良い状態に保つだけじゃなくて、患者さんに「こんなに美味しいものがあります」っていうのを提供したいんですってことですね。

でもそれは、実は表向きの目的です。隠された目的は2つあります。1つは、「接客はどうだったのか？」「味は？」「待ち時間は？」「駐車場の停めやすさは？」っていうようにアンテナをたくさん立てることによって、気付く能力を鍛えるため。そしてもう1つは、『りおミシュラン』に行く時は、「必ず2人ペア」っていうことなんです。新人同士で行くこともありますし、ベテラン同士や、先輩後輩で行くこともありますが、スタッフ全員総当たりなので、あまりしゃべったことがないっていう子がいなくなって、派閥ができないんです。だから、みんな仲いいですよ。

直接集患につながらないことも楽しんで行う

歯科医院が花火大会に打上げ花火を上げるなんて聞いたことないですよね。誰もやってないですし、じゃあうちが1番にやろうっていう感じで始めました。僕は生まれも育ちも岐阜市なんです。岐阜市民にとって長良川の花火大会は特別な思い入れがあります。僕は小さい頃からこの長良川花火大会が好きで、将来一人前になったら、いつかここに花火を上げたいなという夢がありました。地元に恩返しじゃないですけど、地元の人たちが大切にしているお祭りを盛り上げるために、僕も何か協力したいって思っていたんです。

花火大会参加は直接的な集患にはつながりませんが、内部広告的な意味があるんです。花火大会に協賛している企業さんは、岐阜では有名なところばかり。この中に「りお歯科クリニック」の名前が出ると、「あたしたちはそんなにすごいところで働いてるんだ」ってスタッフが思ってくれるんじゃないかなって思ったんです。自分の勤めている医院を誇りに思い、自慢に思ってくれるなら、そこに投資する価値はあると思いました。もちろん、患者さんも花火が上がると、「私、あそこに通ってるのよ」って、とっても喜んでくれます。これも僕としては嬉しいですね。

花火大会の当日は診療を少し早めに切り上げて、スタッフは全員、家に帰って浴衣に着替えて集合っていう決まりにしています。みんなが笑顔になれる夏の大事なイベントです。

院内では関西弁は禁止！

僕の歯科医院には現在、ドクターが常勤3人・非常勤3人の合計6人いるのですが、そのうちの4人が関西圏出身（大阪1、神戸1、京都2）なんです。ですが、院内では関西弁は禁止です。

「え？　なんで？」って思っちゃいますよね。でもそんなの当たり前ですよ。うちは岐阜の歯科医院ですもん。関西の人にとっては当たり前でも、岐阜の歯科医院で勤めるなら、関西弁で話すことは非常識なんです。だって岐阜で生活している人の耳には関西弁は違和感がありますから。

そんな違和感のあるイントネーションで話す人を信頼して自分の体を預けますか？

「もしかしたらこの先生いつかいなくなっちゃうかも」と患者さんは思うかもしれない。わざわざ患者さんとの間のハードルを上げる必要はないですよね。実は、それをハードルだと気付かない自分本位さが、患者さんに受け入れられない原因だったりするんです。

『リッツカールトン大阪』や、『セントレジス大阪』のスタッフから、僕は関西弁を聞いたことはありません。大阪のホテルですらその意識なのに、岐阜にある歯科医院でなんの配慮もなしに関西弁で患者さんに喋るなんてもってのほかですよね。ですからうちで勤務するドクターには、たとえ研修医であろうとそこは徹底させています。

ハイレベルなサービスを提供するためにスタッフの意識を変える

自費治療を選択するような患者さんは、普段からハイレベルなサービスに慣れています。でも、スタッフはそれを知らない。そんな世界があることすら知らない子がほとんどです。

そこで、自費治療を積極的に行う前に、適切なサービスができるスタッフを育成することが必要になります。

うちでは、増築してVIPルームを作った時、特にスタッフ教育に力を入れて取り組みました。VIPルームを使用される患者さんは、当然そういうサービスが受けられると思って来られますからね。そのために、スタッフにも本物のサービスを体験させました。スタッフ2人を連れて、『リッツカールトン大阪』まで宿泊しに行きました。それもトップクラスのサービスを強く感じてもらうために、クラブフロアに宿泊させて、リッツカールトンの超一流のサービスを満喫してもらいました。本物を知るには、本物に触れるしかないということです。また、院長とスタッフ1対1で食事に行く院長面談の時にも本物体験を行いました。これも、彼氏が連れて行ってくれないような、ちょっとハイクラスなところに院長が連れて行ってくれるということで、スタッフはみんな大喜びでした。

その時、『りおミシュラン』で培ったスタッフたちの『気付く能力』が大いに役立ったのは、言うまでもありません。彼女たちも、日々、成長を続けてくれています。

「ちゃんとした治療をしていれば患者さんは分かってくれる。きっと戻ってきてくれる」と、思っておられる先生はきっとたくさんいらっしゃると思います。

あくまで僕の持論なんですが、これは完全な時代錯誤ですね。そんな迷信に憑りつかれていると手遅れになってしまいます。なぜなら、歯科医院なんて巷には腐るほどありますし、そんな歯科医師の真摯なる想いは、患者さんには分からないですから。

患者さんが求めるニーズは時代とともに本当に多様化しています。そこにアジャストする戦略を考えながら、独自の色を出していくことが、今の時代の歯科医院には何よりも大切なんです。院長が、いつまでも古い考え方にこだわっていては、その歯科医院は取り残されてしまいます。医院の運命は、院長の、経営者としての心構えと覚悟が握っていると言っても言い過ぎではありません。

「トップ以上のスタッフは育たない」と、よく言われます。一概に、そうも言い切れないとは思いますが、院長が低いレベルで留まっていては、スタッフを成長させられないのも事実です。だから僕も、技術的にも経営的にも、日々勉強を続けています。僕だけ、実はスペシャル歯科医師みたいな資格を持っているわけではありません。だから、院長が他の誰よりも知識を持ち、格別に高い技術を持っていることをはっきり見せないと、勤務医もスタッフもついてきません。

歯科医師の世界は、一種の職人の世界だと思います。院長と勤務医はいうなれば、師匠と弟子みたいな感じです。だから、師匠の威厳を保つために、僕は、本を読み、勉強会に行き、勤務医たちの3倍は日々努力を続けていると思います。僕ができないことを、うちの勤務医たちができるっていうことはまずありません。

僕は院長室の壁に『100年カレンダー』というのを貼っています。100年間が1枚の紙になっていて、ひと目で見渡せるカレンダーです。その100年の中には必ず僕の命日があります。そして、たぶんこのあたりが命日なんだろうなっていうのは、だいたい予想がつきます。そうすると、自分の命日まで、思ったほど仕事に打ち込める年月が残されていないことに気付きます。このカレンダーを見ていると、「少なくとも自分は3年後にはこうなってなきゃいけない」「5年後には絶対にここまで到達しよう!」っていう人生の目標を作っていけるんです。

院長の仕事に対する心構えは、間違いなく医院全体のやる気と緊張感につながります。メンタルを磨いて、1日1日、悔いの残らない生き方をしたいものです。

歯科医業はサービス業だということを肝に命じる

これは歯科医としての矜持でもあるのですが、僕は歯科医業はサービス業だと信じています。患者さんからお金を頂いて、それに見合った医療サービスを提供する。支払った対価以上のサービスをこちらが提供できれば、患者さんはきっとファンになってくれるでしょう。でも、見合わなければ患者さんは歯科医院を変えられて2度と来られない。ただそれだけのことだと思います。ですから、総合的な医療サービスが求められるわけです。

治療はできて当たり前。上手くて当たり前です。「治療技術が1番大事なんだ!」って偉そうに完結するのではなくて、そこは最低限。それ以上に患者さんが満足できる環境を提供できるかどうかが、求められているレベルだと思います。

いくらかかってもいいから最高のフレンチが食べたいというお客さんには、他のフレンチレストランには負けないようなとても美味しいフレンチを。吉野家の牛丼でいいやってお客さんには、これまた他より美味しい吉野家の牛丼を。しかも安全で、清潔で、いい香りのする、オシャレな場所で、スタッフの笑顔を添えて提供できるとしたら最高じゃないですか!「やっぱ吉野家やめて、次はフレンチにする」ってお客さんもいるかもしれないですよね。そしてそのお客さんは、その店の常連だということを自慢に思ってくれます。スタッフたちも、そんな自分のお店を自慢に思い、志高く働いてくれることでしょう。

「院長の意向でなければ悪」を徹底させる

時に、スタッフが「患者さんのためにはもっとこうした方がいい！」と言ってくることがあったとします。それが、院長の意向なら良し。院長の意向でなければ悪なんです。院長に雇われてるんですから、院長がそうしたくないんだったらやってはいけない。当たり前です。嫌なら辞めて自分で開業すればいい。院長としてそこのところだけは絶対に譲るべきではありません。院長といわれますが、経営者なんです。借金をして事業を立ち上げ、悩み、苦しみ、24時間考え抜いて経営をしてるんです。リスクを背負ってスタッフを雇用しているんです。そして、何かあった時に責任を取れるのは院長しかいないんです。

社会における従業員は、経営者や会社組織の意向に従うべきなんです。っていうか、当たり前の基本です。それに反する従業員は社会悪だという教育が、学校でなされていないのがそもそもの問題なんです。医療機関でも一般企業でも、これは一緒です。スタッフには、そのあたりをしっかり教育してあげてください。この教育は、最初は経営者の仕事です。でも、『院長の意向でなければ悪』という常識を分かってくれる幹部スタッフが増えてくると、あとはそのスタッフたちが勝手に部下にマインドを叩きこんでくれます。そうなると、ぐんと楽になります。その教育に使えるのが、前にお話しした『人称視点の考え方』です。非常に分かりやすく、浸透しやすい理論です。ぜひ使ってみてください。

『1ークチ、2ーアシ、3ー技術』

昔から名医の条件は『1―クチ、2―アシ、3―技術』なんだそうです。『1―クチ』というのは、トークが上手な先生が名医だということです。まずはつらい状況を楽にしてあげられる話し方、内容のある話をできることが名医の絶対条件だということです。『2―足』っていうのは往診のこと。昔は何かあった時にすぐ来てくれるのも名医の条件だったんですね。そして3番目が技術なんだと。

患者さんのほとんどは不安を抱えて来られます。そこを最初に汲んであげられる医者のトークは非常に大切だと思います。少しでも安心してもらうために、患者さんの不安な気持ちを包んであげられるような話し方をできるかどうかは、僕たち歯科医師の仕事の1番大きな部分です。それが苦手だったら当然トレーニングが必要です。ドクターもスタッフも同じです。僕も勤務医の先生やスタッフたちに口やかましく言い続けています。説明力やプライベートコミュニケーションなんて言葉で置き換えたりしていますが、患者さんが納得できる話の内容を、患者さんが不快に思わない話し方でできるのが最低限必要ですね。

僕は若い時にお金を使って背伸びをしたことが、トークのスキルアップにつながったような気がします。中にはトークが苦手な人もいるでしょうが、僕は口下手だから、話すのが苦手だからって言い訳するぐらいだったら、歯科医師は向いていないと思います。

スタッフを
育てることを諦めない！

スタッフを成長させるにはお金と時間と労力がかかります。日本を代表する企業でも一部上場会社でもない、普通の街の普通の歯科医院には、とびっきり優秀な人材なんて、待っててもやって来ません。そして、どんなにお金をかけて時間をかけて愛情を注ぎ込んで大切に育てても、スタッフは辞めていきます。それも現実です。でも育てることを止めてしまうと、医院の成長もピタッと止まってしまいます。想っても届かず、信じても裏切られ、つらい思いをたくさんしている先生たちの気持ちは痛いほど分かります。僕もそうです。何度もそんな思いをしてきました。でもそれが僕たちに課せられた使命なんです。後ろを見ないで、前だけを見てブレずに真っ直ぐ進んでいくんです。付いてきてくれるスタッフたちが迷わないように。それが僕を信じて付いてきてくれるスタッフたちにできる、感謝を込めたトップとしての行動です。

スタッフたちの成長を楽しんで自分の喜びに変えていくと、スタッフたちも不思議と応えてくれるものです。縁あって自分の元に来てくれた人材を、人財にするか人罪にするか?全ては院長の熱い想いと手腕にかかっていると思います。裏切られても失望しても負けない強い心を持って、僕たち院長が、仕事の面だけではなく、スタッフたちの人生をも引っ張っていかなければいけない。そういうふうに僕は毎日自分に言い聞かせています。

感謝の気持ちを忘れない

僕の歯科医院では毎年、スタッフの誕生日に、スタッフ本人ではなくお母さんに花束を贈ることにしています。「二十歳を過ぎたら、誕生日は自分を祝うんじゃなくて、生んでくれてありがとうってお母さんに感謝する日なんだ。だから、今日は絶対にお母さんに、生んでくれてありがとうって言うんだよ」っていう話をして、お母さんに花束を贈るんです。

自分のために頑張ることも大切だけれども、「頑張ることで、周りの人が喜んでくれる」という思いを持つことが、もっともっと大きな「やる気」につながると僕は思います。誰かのために頑張る、成長するっていうことは本当に大きなモチベーションになるんです。

もちろん、そういう感謝の気持ちは患者さんたちに対しても同じです。その気持ちを伝える方法として、僕の歯科医院では、『にっこり体操&アイブロウフラッシュ』を毎日朝礼で練習しています。『にっこり体操』というのは、にっこりと頬をあげる動作を10回繰り返す体操。『アイブロウフラッシュ』っていうのは、眉毛を上げる練習です。「患者さんが来られた時に、『あぁっ、○○さん!』と言って眉をピッて上げると、その患者さんは君のことを受け入れやすくなるから、その表情を作ろうね」っていうことなんです。みなさんも、「うちの医院を選んで、通ってくださってありがとうございます」っていう感謝の気持ちを、少しでも患者さんたちに伝えられるように考えてみてください。

院長が率先して
成長しなければ、
組織の成長はない

『やってみて、言って聞かせて、させてみて、褒めてやらねば、人は動かじ』

山本五十六の有名な言葉ですが、本当にこの通りだと思います。そしてこの有名な言葉は後にこう続きます。

『話し合い、耳を傾け、承認し、任せてやらねば、人は育たず。やっている、姿を感謝で見守って、信頼せねば、人は実らず』

この言葉を聞くたびに、自分を振り返り、自分の未熟さにいつもひどく落ち込みます。前にも書きましたが、縁あってうちに来てくれた人材を一人前に育てられるかどうかは院長の手腕によるところが大きいのです。しかし、偉そうなことを言っている僕も、まだまだできていません。

経営的なテクニックももちろん必要です。しかし、一次産業でも二次産業でもなく、サービスを基準とした第三次産業に生きている僕たち歯科医師にとって、最大の財産はやっぱり「人」なんです。院長自身がもっと成長して、スタッフたちを引っ張ってあげられなければ、スタッフたちの幸せも医院の成長もないと思います。

院長の、人としてのスキルを上げることが、経営の成功への1番の近道です。僕自身これからも、忙しさに流されることなく、常にこのことを肝に銘じたいと思っています。

～周囲のたくさんの人に恵まれたからこそ今がある～

歯科医院が患者さんに支持される方法。ひとことで言うと、それは、患者さんのニーズがどこにあるかを、とことん考えることです。

何度も繰り返すようですが、「治療が上手ければいい」「少々痛くてもしっかり治してあげればいい」「ちゃんと真っ当にやっていればいい」っていう歯医者目線や歯科医療従事者目線で満足して完結していては、患者さんには何も届きません。治療は上手くて当たり前なのです。

それ以上に、患者さんが求めているものを聞きだし、患者さんの気持ちになってケアしてあげることが大切なんです。そうして、僕たちの想いが患者さんの予想を超えた時、満足は感動に変わります。そこまで行って、初めて患者さんはファンになってくれるんです。

そういう僕も、開業以来ずっと順風満帆だったわけでは決してありません。

「普通、こんなことある?」っていうような、信じられない超荒波にも何度も揉まれてきました。

例えば、9人いたスタッフのうち幹部スタッフ含めた5人が2日間で退職していったこともありました。新人ばかりが4人残って、患者さんは1日120人……みたいな危機を、力を合わせて乗り越えてきた日々もあります。もう歯科医院を辞めようかと打ちひしがれた時もありました。

つらい経験なんて星の数ほどあります。信じていた人に裏切られ、大切にしてきたスタッフにいきなり辞められ、心臓をもぎ取られるくらい悲しかったことも、眠れないくらい悔しかったこともたくさんあります。そんな話をしだせば、居酒屋で一晩語り明かすくらいじゃ時間が足りないくらいです。でも言っても始まらない。後ろを向いてもそこに未来はないんです。

どんなにつらい夜でも、明けない夜はありません。前を向いて、目を開けて、光を見つけようと努力すれば、必ず朝日は見えてきます。取り組めば取り組んだだけ患者さんもスタッフも数字も応えてくれます。人生も経営も、僕自身の努力次第。「それ以上でもそれ以下でもない！」と僕は思っています。

ただ、どんなに頑張っても、院長1人で切り盛りするには限界があります。スタッフみんなで、同じ方向を向いて成長を目指した時、初めて、日々の積み重ねが大きな結果として返ってくるのです。

そして、そんな素敵な仲間が増えていくことが、医院にとって何よりも大切な財産となると、僕は信じています。僕たちの財産はやっぱり「人」なんです。スタッフたち、ドクターたち、業者さんたち、同業者の仲間たち、僕の周りにいつもいてくれる人々全て。

決して僕1人の力ではなく、周囲のたくさんの人たちに恵まれたからこそ、今の「りお歯科クリニック」があるのです。

最後になりましたが、日頃から大変お世話になり、この本を出版するきっかけを作ってくださったシャルドネグループ代表の髙井孝之さん、毎日頑張ってくれている「りお歯科クリニック」のスタッフたち、ドクターたち、尽力いただいた株式会社シャルドネの皆さん、通ってくださっている患者さんたち、アドバイスしてくれる友人たち、そしていつも健康を考え支えてくれている家族に深く感謝をして、ペンを置きたいと思います。

これからも僕はブレずに真っ直ぐに成長していきます。僕に関わる全ての人たちの自慢になれるように。

こんな僕をいつも支えてくれて、本当に感謝しています。

心から、ありがとう。

歯科医なのに、トップレベルの経営者、折戸先生へ敬意を込めて

私と折戸先生の出会いは、ある有名な経営塾のセミナーでした。この経営塾は、製造業・小売業・サービス業など、大手企業から中小企業まで、いわゆる会社の社長が集まるセミナーです。その中に、折戸先生はご参加されていたのです。

「なぜ、歯科医が参加されているのだろうか?」当時は、不思議な感じでした。

ただ、その後、折戸先生とお食事やお打ち合わせを重ねるにつれ、「歯科医院でも経営学やおもてなし・サービス精神が大切」という、折戸先生のお考えや実践力に、心底感心させられました。

そして、そのような歯科医院・歯科医がいるなら、私も治療していただきたいと思い、早速、「りお歯科クリニック」へお伺いしました。「しっかり教育された印象の良い受付スタッフ」に迎えられ、「雰囲気の良い待合室」、次に、「カウンセリング」から始まり、「VIP個室ルーム」で折戸先生に治療していただきました。「治療技術」も完璧です。

この著書を実践されている「りお歯科クリニック」へ、「治療」がなくても、「カウンセ

リング」だけでも、お受けになることをお勧めします。

　また、折戸先生とお話ししていると、以前の私を強く思い出し、とても嬉しくなるのです。「ワクワクする」相手というのは、長い人生の中でも、そう多くはおりませんが、折戸先生とは、ついつい共感し、共鳴し合える感じがあります。

　実は、私は、父親である先代から引き継いで、ごく一般的な、しかも廃業寸前の家具店を経営した後、17年前に、「天然木・自然オイル仕上げ」のオリジナル家具ブランド「シャルドネ」を開発しました。

　当時ありふれた多くの家具は、接着剤に含まれるホルムアルデヒド等の臭いが酷く、お客様の立場になって考えていない業界でした。ここに私が一石を投じた結果、多くの方に喜ばれ、一気に話題となり、全国フランチャイズ展開をした経緯があります。

　私が、家具業界に革命を起こしたように、折戸先生にも、この著書がきっかけとなり、歯科業界に革命を起こしていただけることと思います。

　この著書が、開業予定の歯科医の方はもちろんのこと、これから起業したい方をはじめ、多くの方の励ましとなることを願っております。

シャルドネグループ代表　髙井 孝之

折戸恵介（おりとけいすけ）
医療法人ハッピースマイル　りお歯科クリニック院長。1972年6月19日生まれ。
岐阜県出身。平成3年、岐阜県立岐阜高等学校卒業。早稲田大学に入学するも、
中退して朝日大学歯学部に入学。卒業後、医療法人愛善会に勤務。
平成15年、六条歯科クリニックで院長代理として診療全般を任される。
平成20年、りお歯科クリニック開業。日本アンチエイジング歯科学会認定医。
日本審美歯科学会会員。日本インプラント学会会員。

りお歯科クリニック
岐阜県岐阜市北島8-1-1　058-260-8787

僕《ぼく》の歯科医院《しかいいん》が患者《かんじゃ》さんに圧倒的《あっとうてき》に支持《しじ》される理由《りゆう》
〜 常識破《じょうしきやぶ》りの顧客中心主義《こきゃくちゅうしんしゅぎ》で急成長《きゅうせいちょう》 〜

折戸恵介《おりとけいすけ》

2015年4月11日　初版発行
2020年4月8日　3刷発行

発行者 / 磐﨑文彰
発行所 / 株式会社かざひの文庫
〒110-0002 東京都台東区上野桜木 2-16-21
電話・FAX / 03(6322)3231
e-mail: company@kazahinobunko.com　http://www.kazahinobunko.com

発売元 / 太陽出版
〒113-0033 東京都文京区本郷 4-1-14
電話 / 03(3814)0471　FAX / 03(3814)2366
e-mail: info@taiyoshuppan.net　http://www.taiyoshuppan.net

印刷・製本 / シナノパブリッシングプレス

協力 / 髙井孝之（シャルドネグループ代表）
津島進一（株式会社シャルドネコンサルティング代表取締役）
浪江裕史（エム・エーフィールド）
装丁 / 古谷哲史、MAパブリッシング

ISBN978-4-88469-838-6